Margot Scheufele-Osenberg

ATEMSCHULUNG

Ein Weg zum seelischen
und körperlichen Gleichgewicht

Moewig

Verlagsunion Erich Pabel – Arthur Moewig KG, Rastatt

Genehmigte Lizenzausgabe
Umschlagentwurf und -gestaltung:
Werbeagentur Zeuner, Ettlingen
Umschlagfoto: Bavaria
Printed in Germany 1994
Druck und Bindung: Graphische Großbetriebe Pössneck
ISBN 3-8118-1249-1

Inhalt

Widmung

»Zeit ist eine Illusion«

Einigen Kolleginnen und Kollegen, die sich selbst »Suchende« nannten und denen ich wegen ihrer Bücher zu Dank verpflichtet bin, ist dieses Buch gewidmet:

Meiner Lehrerin, Louise Dumont, Schauspielerin und ehemals Inhaberin des Düsseldorfer Schauspielhauses, Dr. Heinrich Egenolf, Franziska Martienssen-Lohmann, Gesangspädagogin, Prof. Karlfried Graf Dürckheim, Prof. Hilde Langer-Rühl, Musikhochschule Wien, Dr. Julius Parow, meinem Lehrer.

Dank auch an die berühmte Koloratursopranistin Celina Lindsley Fisher, die mich auf meinem Weg als »Suchende« tatkräftig unterstützt hat, sowie an Prof. Hartmut Schmidt, der als Chordirektor des Städtischen Musikvereins zu Düsseldorf und anderer großer Chöre meine Liebe zum Chorgesang geweckt und mir dadurch Anlaß gegeben hat, eine falsche bzw. richtige Atem- und Stütztechnik beim einzelnen Chormitglied zu erkennen.

Ein großer Teil der menschlichen Krankheiten könnte durch richtige Atmung geheilt werden.

Voltaire

Es atmet der Mensch – nicht nur das Zwerchfell,
nicht nur die Lunge,
nicht der Bauch.
Es atmet der Mensch!

Prof. Graf Dürckheim

Atem und Seele sind eins.

Christus

Die Übungen der Achtsamkeit:
1. Der Atem und Körper (Haltung)
2. Das Gefühl
3. Der Zustand des Geistes (oder des Gemütes)
4. Die Gedanken (die Inhalte des Bewußtseins)

Buddha

In allem hat sich der Europäer weiterentwickelt, nur im Bewußtsein seiner Selbst ist er zurückgeblieben.

Rudolf Steiner

Sehr wenige in dieser Welt wissen, bis zu welchem Ausmaß Erscheinungen durch die Kraft der Stimme hervorgebracht werden können. Wenn es wirkliche Spuren von Wundern und Erscheinungen gibt, dann liegen sie in der Stimme.

Hazrat Inayat Khan, Sufi-Meister

Jeder Sänger ist auch ein Streiter.

Julius Langben

Vorwort

Mit diesem Buch möchte ich Rat und Hilfe geben, denn während meiner jahrzehntelangen Tätigkeit als Sprech- und Atempädagogin in meiner Atemschule in Düsseldorf mußte ich erkennen, daß der Schüler, bedingt durch die verständlicherweise unterschiedlichen Therapieformen und Lehrmeinungen, durch das reichliche Angebot an Büchern über den Atem – eher verwirrt und mutlos ist, als daß er bei seiner Wahl unterstützt wird.

Sowohl der Atemschüler als auch der interessierte Arzt können sich mit diesem Buch einen Überblick über die bekanntesten Atemschulrichtungen und Übungsprogramme verschaffen und sich damit entweder selbst weiterbilden oder einen Lehrmeister suchen.

Mein Ziel ist es auch, in kurzer und allgemeinverständlicher Art ein umfassendes Wissen über den Atem, der uns scheinbar so selbstverständlich vom ersten Schrei bis zum letzten Atemzug begleitet, zu vermitteln. Neben den organischen Funktionen, die der Atem aufweist, ist er der Träger der eigentlichen Lebenskraft in uns und macht uns erst zu einem lebendigen Seelenwesen. Denn der Atem ist nicht nur in uns, sondern wir sind auch im Atem.

Wenn wir dieses erkannt haben, sind wir dem Geheimnis des Atems schon näher!

Da das gesprochene Wort eine andere Art der Mitteilung ist als das geschriebene, danke ich Frau Liselotte Ruckteschler für ihre tätige Mithilfe bei der Abfassung.

Ohne Atem kein Leben

Die meisten Menschen betrachten Atmung als etwas Selbstverständliches, um das man sich nicht viel zu kümmern braucht. Überhaupt steht der heutige Mensch seinen leiblichen Vorgängen recht fremd gegenüber. Er beurteilt den Körper nach äußerlichen Kriterien, wie Schönheit oder Leistung, und erst wenn er krank wird, dämmert ihm die Bedeutung dieses wunderbaren, anpassungsfähigen Organismus. Gerade die Atmung reagiert empfindlich auf physische und psychische Veränderungen.

- Mechanisch besteht eine Wechselwirkung zwischen Atembewegung und zahlreichen Körperorganen.
- Kreislaufdynamisch hängt die Atmung eng mit der Herzarbeit und dem Lungenkreislauf zusammen.
- Chemisch besteht eine Beeinflussung des Sauerstoffversorgungssystems, des Kohlendioxidspiegels, der Ionenkonzentration und damit der gesamten Stoffwechsellage.
- Nervös reflektorisch wirkt sich der Atemvorgang auf die nachbarlichen Organvorgänge durch entsprechende nervliche Verflechtungen aus.
- Zentralnervös besteht ein tiefgreifender Einfluß der Organmotorik, vor allem der Atemmotorik, auf die Großhirn- und Bewußtseinsvorgänge des Menschen.

Man kann feststellen, daß die vegetativen Reflexe des heutigen Menschen oftmals nicht mehr angemessen funktionieren, da Gehirn und Nerven durch unmäßige Anforderungen überlastet sind. Dem Menschen gelingt es nicht mehr, in seinem natürlichen Atemrhythmus zu schwingen. Bestenfalls kann sich im Schlaf eine richtige Atmung einstellen und psychische wie physische Kräfte bringen.

Tagsüber ist der moderne Mensch entweder abgestumpft oder übererregt. So versperrt er sich zunehmend den Zugang zu seinen tieferen Schichten, bis er nur noch eine dumpfe Ahnung davon hat, was es bedeutet, sich in seiner gesamten Erscheinung bewußt zu sein.

Die Frage nach dem Sinn unseres Daseins wird seit einigen Jahren wieder verstärkt gestellt. Vorwiegend die jüngeren Generationen, die unter dem Einfluß des stetig wachsenden Fortschritts von Wissenschaft und Technik in der Welt der Ratio aufgewachsen sind, fragen nach anderen Werten. Sie haben das Empfinden, daß die gepriesenen Instrumente des Rationalismus, Gehirn und Kopf, diese Frage nicht allein zu lösen vermögen. Vielmehr erkennen sie, daß es notwendig ist, anders mit sich selbst umzugehen, und dieses Selbst wird oftmals nach östlichem Vorbild auch mit Hilfe der leiblich betonten Wege gesucht. Das Bemerkenswerte für denjenigen, der den Weg des Atems gewählt hat, ist die Tatsache, daß er nicht die Symptome einer Unpäßlichkeit oder eines Leidens wegzuatmen, sondern *ursächlich* anzusetzen lernt. Gerade diese Vorgehensweise ist heute immer noch rar, leider auch im medizinischen und psychologischen Bereich.

Derjenige, der intensiv am Atem arbeitet, wird recht

bald merken, wie stark der Atem in die Dimension des Denkens, Fühlens, Empfindens und schließlich der Intuition hineinreicht, nach dem Schweizer Psychoanalytiker Carl Gustav Jung in die 4 Funktionen der Weltbegegnung: »Die Empfindung sagt mir, daß da etwas ist; das Gefühl sagt mir, ob es mir gefällt oder nicht; das Denken sagt mir, was es ist; die Intuition sagt mir, woher es kommt und wohin es geht.« Der Mensch erhält die Möglichkeit, atmend den Leib wieder als Tempel des innewohnenden Selbst wahrzunehmen.

So gewinnt der Mensch mit der Bewegung seines Atems Zugang zu seinen Tiefen. Die Einatmung bringt uns Anregung aus der Umwelt. Wir nehmen die Welt – das Du – auf, lassen uns gleichsam aufladen. Mit der Einatmung kann ich in den sich weitenden Körperräumen die Bildung von Kräften spüren.

Bei der Ausatmung schwingt alles Gedehnte wieder in die Ausgangslage zurück. Die Ausatmung ist die Entladung in Form von Sprechen, Schreien, Singen, Lachen oder Schluchzen. Bekannterweise kann nach starken seelischen Eindrücken und Erschütterungen das Gleichgewicht schneller wiederhergestellt werden, wenn diese im Körperlichen abklingen dürfen; sprachlich bezeichnend ist hierfür der Ausspruch »sich Luft machen«. Ausatmen bedeutet aber auch ein Hergeben, ein Freiwerden von Kräften, mit denen ich in der Welt formen, gestalten und wirken kann.

Die ungezwungene Atempause nach der Ausatmung gibt mir die Möglichkeit, in mir selbst zu ruhen, losgelöst von der Außenwelt oder auch nicht. Hier kann das in der Atmung Erfahrene in Ruhe ausklingen und angeschlossen werden. So bedeutet die schöpferische Pause eine Vorbereitung des Neubeginns, die sowohl Lockerung als auch Konzentration mit einschließt.

Nach Heinrich Egenolf, einem bekannten Lehrer der Gesangschule, kann ein Mensch nur dann einschlafen, wenn die Länge seiner Atempausen ausreichend ist. Dies ist unter anderem eine Erklärung für die stark verbreiteten Schlaf- und Einschlafschwierigkeiten des heutigen Menschen; denn nur allzu leicht neigt der in Streß befindliche Mensch dazu, seine Atempause zu übergehen. Er kehrt nicht zu sich selbst zurück bzw. verarbeitet seine Umwelt unzureichend.

Die Entwicklungspsychologie lehrt uns, daß die Bewältigung der Umwelt einer Einverleibung und Verdauung gleichkommt. Schon beim Säugling prägt der Lebensrhythmus den Atemrhythmus. Vorgänge, die mit Spannung und Lösen zu tun haben, wie Hunger und Sättigung, Verlassenheit und Zuwendung, tragen schließlich zu einer vegetativen Ordnung bei, die das *Urvertrauen* (nach dem deutsch-amerikanischen Entwicklungspsychologen Erik H. Erikson) begründet. So lernt der heranwachsende Mensch allmählich, Wertvolles von Schädlichem zu unterscheiden und sich selbst in der Unterscheidung zur Umwelt aufzubauen.

Wie dem einzelnen die Verbindung zwischen Innen- und Außenwelt, der Aufbau der eigenen Person, gelungen ist bzw. gelingt, läßt sich an dessen Atembewegung und Atemrhythmus ablesen, da der gesamte Lebenszustand seinen Atem prägt. Pneumografische Kurven sind nach Dr. med. Ludwig Schmitt die beste medizinische Methode, über den Gesamtzustand des Nervensystems Auskunft zu geben. Man bedenke, daß Atemmuskeltonusstörungen und als deren Folge Atemrhythmusstörungen den breitesten Raum der psychischen Störungen einnehmen.

So kann man feststellen, daß die Zwerchfelltätigkeit eines Menschen um so gestörter ist, je mehr er aus seinem körperlichen und seelischen Gleichgewicht, aus seiner Mitte, gerät. Gestörter Rhythmus aber bedeutet gestörtes Lebendigsein und damit auch gestörter Zugang zum Lebensgrund. So bedingt die Atemweise den Bewußtseinszustand.

Sehen wir uns den Atemrhythmus eines Willensmenschen noch einmal näher an. Oftmals fühlt er sich durch das Zuviel der Dinge überfordert. Die unablässig strömenden Eindrücke können nicht verarbeitet und geordnet werden. So neigt er in der Regel dazu, den Atem *einzuziehen* oder *festzuhalten*. Da jedoch das Einatmen bald seine Grenze in der Bewegungs- und Ausdehnungsmöglichkeit von Zwerchfell und Brustkorb findet, kann die nun eintretende, übermäßige Zwerchfellspannung im Laufe der Zeit zu einer Zwerchfellverkrampfung führen. Weitere Muskelschichten können sich verkrampfen, selbst diejenigen, die nicht unmittelbar dem Atemapparat angehören, wie z. B. Schultern und Bauch.

Je intensiver der Betreffende dem Streß ausgesetzt ist, desto mehr neigen seine Muskeln zur Verhärtung. Dies wiederum zieht die Erschlaffung anderer Muskelgruppen nach sich und beeinträchtigt insgesamt die Arbeit der Organe. Das Ausatmen, das *Hergeben* und *Loslassen*, gelingt ihm auch nicht mehr naturgemäß. Entweder stößt er die Luft in aggressiver Weise von sich, oder der Atem versickert schlapp und kraftlos. Eine schöpferische Atempause gönnt er sich nicht. Oftmals steckt unbewußt eine von Mißtrauen getriebene Angst dahinter, den Atem abzugeben und zu verlieren.

Doch erst im Loslassen kann der Mensch Zugang zu seiner eigenen Tiefe bekommen. Er muß sich Zeit lassen und das Kommen des ein- und ausströmenden

Atems abwarten können. Er muß Vertrauen zu sich selbst und zu den in ihm wirkenden Kräften entwickeln. Vertrauen zum eigenen inneren Rhythmus des Atems, der von selbst kommt und geht. Je besser er seinem eigenen Rhythmus gemäß atmet, desto weniger kommt er in Gefahr, kraftlos der Umwelt ausgeliefert zu sein und sich in ihr zu verlieren.

Was ist Atem?

Atem bedeutet Leben! Atem ist nicht nur ein funktionaler Austausch lebensnotwendiger Stoffe, sondern eröffnet dem Menschen auch eine *Beziehung zur Umwelt*, eine Verbindung zwischen seinem Innen und Außen. Im Griechischen steht der Begriff Pneuma sowohl für Atem und Hauch als auch für Geist und Seele.

Atem bedeutet Leben! Er ermöglicht somit auch Bewußtsein – bewußtes Sein. Schon in alten und hochentwickelten Kulturen pflegte man den Atem als Träger der Lebens- und Bewußtseinskraft, doch wurden Atemübungen nur geheim an geeignete Menschen weitervermittelt. Man wußte, daß die dem Atem innewohnenden Kräfte den Menschen nur dann zum bewußten Sein, zum Selbst führen konnten, wenn er bereit war, sich von der Umklammerung seines vordergründigen Ichs zu befreien. Eben zu dieser Befreiung diente, neben anderen Mitteln und Übungen, der Atem selbst als Instrument. Die alte chinesische Atemlehre spricht von der Aufnahme der Lebenskraft Ch'i. Auch hier gilt der Atem als Nahrung für Körper und Seele.

Es ist nun eines der eigenartigsten Phänomene des Menschen, daß er Voraussetzungen am liebsten und bequemsten als scheinbare Selbstverständlichkeit hinnimmt und sich nicht um sie kümmert. Viele Menschen erklärten mir im Laufe meines Lebens: »Was wollen

Sie denn mit dem Atem? Ich atme doch, das genügt.« Die Nutzung des Atems reicht aus, das *Was* genügt, dem *Wie* wird kein Interesse entgegengebracht. Daß der Mensch mit dieser *Nutzungsdenkweise* den Atem und sich selbst aus der eigentlichen Mitte alles Lebendigen herauszerrt, wird oftmals nicht erkannt.

Aus dieser Sicht heraus wird auch der westliche und der östliche Umgang mit dem Atem erkennbar. Im Westen kreist im allgemeinen das Sinnen und Trachten um den Zweck. Im Osten vollzieht sich das Spiel der inneren und äußeren Kräfte um den Sinn, während in der stärksten Lehre des Ostens, im Buddhismus, die Gleichberechtigung von Leib, Seele und Geist ihre Gültigkeit hat. Dies führte zur bekannten Lehre der 3 Erscheinungsformen Leib, Seele, Geist als Erscheinungen ein und desselben dahinter wirkenden Inhaltes, des göttlichen »Es«, lediglich auf verschiedenen Ebenen.

Wer sich in der Welt des Atems – der Mitte des Lebendigen – bewegt, kann weder im Vergleichen mit der Umwelt ein Höchstmaß an Leistung anstreben, noch kann er in einer mit Neid, Angst und Schadenfreude erfüllten Karriere und im Konkurrenzkampf die Aufgabe des Seins erblicken.

Zu glauben, das Gehirn sei die Mitte des Lebens in uns, ist schon deshalb falsch, weil der geringste Mangel an Sauerstoff die größten Schäden im Gehirn auslöst. Kein Organ ist erwiesenermaßen so abhängig von der Atmung wie das Gehirn.

Zwei lebenswichtige Vorgänge im Körper zeigen noch besonders deutlich die Wichtigkeit des Atems. Denn wenn wir vom Atem sprechen, ist unsere Blickrichtung im allgemeinen auf die äußere, die Lungenatmung gerichtet. In Wirklichkeit ist die äußere Atmung nur Teil: Der gegenüberliegende Pol des Atemspiels ist die *innere Atmung* um das Zellgeschehen, sie hat wiederum ihre eigene Gesetzlichkeit bei der Aufnahme des zugeführten Sauerstoffs.

Das Gegenspiel der inneren und äußeren Atmung ist so wundersam eingerichtet, daß das *sauerstofffreie Zellinnere* eine kontinuierliche Zugkraft auf den Sauerstoff ausübt und ein Gefälle zur *sauerstoffreichen Zelloberfläche* besteht. Umgekehrt kommt der Sauerstoff unter einem bestimmten Druckgefälle, das sich von der Lunge bis hin zu den Geweben fortsetzt, an die Zelloberfläche. Der Atem also bestimmt letztendlich die Umkehrbarkeit im gesamten Zellgeschehen und damit das Lebendige in uns schlechthin. Dieses Spiel des Drucks der äußeren Atmung und des Gegendrucks der inneren Atmung zueinander ist z. B. für die Inder ein heiliges Spiel, das zu erleben dem bewußten Menschen Offenbarung bedeutet.

Wenn den Menschen solches *Erleben*, und nicht nur Wissen, durchdringt, wird klar, daß z. B. nicht die Vielzahl mühsam heruntergeschlungener Vitamine ausschlaggebend ist, sondern das Wie der *Verwandlungsmöglichkeiten*. Wenn durch mangelhafte Atmung das Redox-Potential, also das Austauschsystem des Sauerstoffs, vielleicht nur noch abgeschwächt funktioniert, werden das Lebendige in uns, die Leistung und das Lebensgefühl gemindert.

Jeder von uns kann beobachten, daß Gefühle, wie z. B. Neid, Eifersucht, Geiz, nicht nur psychische und andere ebenso erhebliche physische Negativwirkungen haben, sondern die Gesundheit des ganzen Menschen erheblich bestimmen. Ich selbst habe beobachten können, daß sich nicht wenige Menschen durch das »Zurechtrücken« des Atems von einer Unsumme kleinlicher und egoistischer Denk- und Gemütsvorgänge befreien konnten. Es wird deutlich, daß die richtige Atemtechnik seelische Vorgänge positiv beeinflussen kann. Allein vom Verstand her kann eine so umfassende und vor allem so krampflose Lebenskunst nicht erworben werden.

Wenn wir nun noch bedenken, daß wir in 24 Stunden durchschnittlich etwa 23 000 Atembewegungen machen, während ein tibetanischer Mönch lernen muß, möglichst mit nur 1/4 dieser Zahl, am besten mit nur 3000 am Tag, das sind 125 pro Stunde, auszukommen, dann ahnen wir die Variationsbreite der Atemwelt schon in diesem kleinen Detail.

Der Atem hängt so auch untrennbar mit dem psychosomatischen Zustand eines jeden Menschen zusammen. Wenn wir aber den im Augenblick vorherrschenden Zustand nicht berücksichtigen und nur willkürlich, übungsmäßig am Atem »herummachen«, dann bleiben wir an der Oberfläche hängen. Erst durch Entspannung, Bewegung und Dehnung können wir uns in die viel tieferen Schichten unseres Körpers einfühlen.

Die Entwicklungshilfe für uns selbst beginnt bei der notwendigen, bewußten Wiedereinsetzung des Atems in die Mitte der Lebensvorgänge.

Hier offenbart sich die Bedeutung des Atems als *Lehre* und nicht als Wissen. Wissen kann man weitergeben, ohne sich selbst, sein Leben, seine Lebensführung, seinen Charakter oder gar seine Persönlichkeit weiterzuentwickeln. Lehre kann man nur haben und weitergeben, wenn man sie in der Wirklichkeit anwendet, d. h. also mit all ihren Folgen und Forderungen *erlebt*.

Ferner werden, wenn der Atem unseren Organismus nicht optimal mit genügend Sauerstoff ausstattet, der Kreislauf eingeschränkt und weniger lebenswichtige

Körperregionen unterversorgt. Diese Sparmaßnahme unseres Körpers führt nicht selten zu einer Art Schattendasein der vernachlässigten Regionen.

Wie viele Darmerkrankungen haben hier ihre Ursache!

Auch das geheimnisvolle Spiel des Säure-Basen-Gleichgewichts in unserem Körperhaushalt kreist mittelbar und unmittelbar um das Atemgeschehen. Das Atmungsorgan als das Ausscheidungsorgan der quantitativ bedeutungsvollsten Säure, der Kohlensäure, scheidet in 24 Stunden etwa 1 kg Kohlensäure aus. Die Atmung ist für die Blutkohlensäure der Regulator, für das Säure-Basen-Gleichgewicht des Blutes ein wichtiger Moderator.

Atmung aus religiöser Sicht

In der Religionslehre Buddhas nimmt die *Pflege der Atmung* einen wichtigen, offenbar unentbehrlichen Platz ein. In keiner anderen Religion ist ein ähnliches Bemühen anzutreffen. Bei dem Bemühen um eine Pflege der Atmung, wie sich seit Jahrzehnten schon auch bei uns bemerkbar macht, ist in christreligiösen Kreisen häufig noch die Besorgnis anzutreffen, daß Atemübungen zum Sprechen und Singen nicht auf die rein körperlichen Vorgänge beschränkt bleiben würden, sondern auch die Gefahr einer Beeinflussung von Glaubensinhalten bringen könnten. Davon kann überhaupt keine Rede sein.

Atemübung ist z. B. in Japan eine Angelegenheit des ganzen Volkes. Sie ist eine Dauerübung auf dem Weg des menschlichen *Reifens*, sie ist die Grundlage zu allen Künsten, die in Meisterschulen gelehrt werden, und wird auch zum Gegenstand individueller Übung.

Wichtig sind hier die 4 Übungen der Achtsamkeit von Buddha:

- Auf den Atem achten (sich über seinen Atem erkennen und erfahren lernen);
- auf seine Gefühle achten;
- auf den Zustand des Geistes oder Gemüts achten;
- auf seine Gedanken achten, d. h. auf die Inhalte des Bewußtseins.

Dem Christen, dem es darauf ankommt, das Wort, das in allen Dingen ist und ohne das nichts ist, herauszuheben aus dem Raum abstrakter Bedeutsamkeiten, muß daran gelegen sein, sein Bewußtsein von allem zu reinigen, was einer Wahrhaftigkeit im Wege steht. Dazu verhilft das Leerwerden in der christlichen Meditation *und* in den Za-Zen- und Yoga-Meditationen. Beides steht *nicht* im Widerspruch zueinander.

Karlfried von Dürckheim sagt in seinem Buch »Erlebnis und Wandlung. Grundfragen der Selbstfindung«, München ^{3}1983, S. 160 ff.:

»Alles hängt davon ab, daß der einseitig gepolte und daher in eine Sackgasse geratene Mensch des Westens östliches Denken nicht als Produkt einer ihm fremden Welt ansieht, sondern als Ausdruck einer zur Ganzheit des Menschen gehörenden Seite, von deren Einbeziehung und Ausbildung letztlich auch das Heilbleiben seiner westlichen Weise, Ganzheit zu leben, abhängt. Unter Östlich und Westlich sind zwei Prinzipien zu verstehen. Jedes der beiden bedeutet eine besondere Weise, ›Wirklichkeit‹ zu verstehen. Der entscheidende Faktor in der Verfehlung der Ganzheit im westlichen Denken ist die einseitige Ausbildung eines Wirklichkeitsbewußtseins, darin das Dasein des Menschen als lebendiges Subjekt keinen Platz mehr hat.

Der Mensch ist hier einseitig an der Erkenntnis, Meisterung und Gestaltung einer Welt orientiert, die als objektiv, d. h. unabhängig vom Menschen bestehend, begriffen wird. Der materielle Wohlstand und die Sicherheit des Lebens, die in jeder Hinsicht mit technischen Mitteln gewährleistet werden sollen, können dem Menschen nicht als Person ersetzen, was sie ihm an inneren Entwicklungsmöglichkeiten nehmen. Aus der Abdrosselung der Kräfte des Gemütes in der auf bloß weltliche Leistung gestellten Gesellschaft, also aus der Wurzel des Übels selbst, springt heute die Quelle der Erneuerung hervor. Die Stätte des tiefsten Leidens wird zur Stelle der Umkehr.

So kommt es, daß die Weisheit des Ostens, die die ganzheitsbezogene Reifung des Menschen immer an die erste Stelle gesetzt hat und die Richtlinien für sein Selbstverständnis, sein Selbstbewußtsein, seine Selbstverwandlung und Selbstverwirklichung, immer vom transzendenten Grund her, d. h. vom übergreifenden Ganzen, genommen hat, heute zu einem wirkkräftigen Spiegel der verzweifelten Lage wird, in die der allein vom westlichen Geist beherrschte Mensch geraten ist. Dabei schlägt heute der östliche Geist den westlichen mit seinen eigenen Waffen.

Der östliche Mensch verläßt sein Prinzip der Zurückhaltung und überfällt den Westen mit seiner Lehre des inneren Weges.

Wenn nun heute eine neue Empfindsamkeit für jene ganz anderen Dimensionen hochkommt, für den immer nur unterdrückten Ganzheitswillen, so ist es verständlich, daß Erkenntnisse und Übungen fernöstlicher Herkunft, die der verlorenen Dimension die rechte Ehre erweisen, im Westen wachsende Bedeutung gewinnen.

Im Zeichen des westlichen Prinzips aber fragt sich der Mensch am Ende seines Lebens: ›Was habe ich geleistet? Was habe ich an Bleibendem, Überdauerndem geschaffen?‹

Im Zeichen des östlichen Prinzips aber fragt sich der Mensch: ›Wohin bin ich auf dem inneren Weg gelangt? Wer bin ich geworden?‹

Während für den einseitig westlichen Menschen Innerlichkeit als erlebtes Gefühl und innere Triebkraft höchstens als positive oder negative Voraussetzung für das Werk in der Welt erscheint und der innere Weg nur, sofern er dafür überhaupt Zeit hat, ›hinzukommt‹, ist für den voll im Zeichen östlichen Denkens stehenden Menschen die Welt als Gefahr, Auftrag oder Verlokkung nur ewig neuer Stein des Anstoßes, in immer größerer Reinheit den inneren Weg als das Eigentliche und Wesentliche zu leben und zu spüren. So sieht der eine die Versuchung, das Leben zu verfehlen, gerade dort, wo der andere seinen Auftrag erkennt.

Zwei Antriebswurzeln sind es, aus denen der menschliche Geist wächst, sich vollendet und – gefährdet. Die eine ist das Staunen (und die Neugier), die andere das Leiden. Die Welt des westlichen Geistes wächst mehr aus dem Staunen (Neugier), die Tradition des östlichen Geistes ernährt sich aus der Bedeutung des Leidens.

Das Staunen stellt die Frage: ›Wie ist das? Wie hängt das alles zusammen? Woher kommt es? Was wird aus ihm folgen?‹ Mit solchen Fragen stellt der Mensch sich jeweils einem Anderen gegenüber, stellt das ihm Gegenüberstehende in den Vordergrund seines Interesses.

Wo dagegen das Leiden zum Ausgangspunkt der geistigen Bewegung wird, wird der vom Leiden Betroffene selbst zum maßgebenden, entscheidenden und richtunggebenden Faktor des Lebens.«

Der gläubige Christ nimmt das Leiden als von Gott gegeben an und trägt es, wie Christus sein Leid stellvertretend für uns getragen hat. Aber er will seinen Anteil nicht wahrhaben. Der östliche Mensch sieht dagegen das Leiden und die Krankheit als Erkenntnis. Durch seine Wiedergeburtslehre weiß er, daß kein Haar vom Haupt des Menschen fällt, ohne daß es eine Ursache hat. Für ihn ist dieses die Gerechtigkeit.

Atmung aus psychologischer Sicht

Die an Atemschulung interessierten Ärzte, Diplompsychologen und Psychotherapeuten weisen darauf hin, daß Fehlatmung eine Frage fehlerhafter psychischer Verhaltensweise ist (siehe auch Seite 123).

Zu dem Thema Krankheit und Atem verweise ich auf das Buch von Thorwald Dethlefsen und Rüdiger Dahlke »Krankheit als Weg, Deutung und Be-deutung der Krankheitsbilder«, München 1983. Für die Verfasser ist Atem Rhythmus, umfaßt Atmung die Polarität von Aufnahme und Abgabe, von Nehmen und Geben, schafft man mit der Atemluft Kontakt und Beziehung.

Karlfried von Dürckheim schreibt in einem anderen Buch: »Meditieren – wozu und wie? Die Wende zum Initiatischen«, Freiburg im Breisgau – Basel – Wien 1985, S. 132:

»Wenn der Übende sich auf dem Wege des Atems inne wird, so bedeutet er für ihn mehr als eine Einrichtung zum Holen und Lassen von Luft. Er ist die Grundbewegung, darin der Mensch sich als Lebender erfährt, indem er sich öffnet und wieder schließt, sich hergibt und wieder zurückempfängt, aufschließt und wieder zusammenzieht, hervortritt und sich wieder zurücknimmt.

Im Raum des physischen Geschehens bedeutet die Ausatmung Lösung, die Einatmung Spannung. Dem trägt auch der bewußte Vollzug des Atems Rechnung, wo sich mit der Ausatmung das Gefühl des sich Lösens, Hergebens, Loslassens verbindet, mit der Einatmung das Gefühl des Wiederzurückkehrens zur rechten Spannung in Form!

Die Ausatmung, nun aber die mehr aktive Ausatmung, ist Träger alles Handelns. Singen, Stoßen, Schieben strengen uns an mit der Ausatmung, wobei die Einatmung dann der Augenblick der erholenden, d. h. neue Kraft zulassenden Entspannung ist. Die gegensätzliche Bedeutung, die der Atem im Ein und Aus hat, ist für den bewußten Vollzug des Atems in der Übung von ausschlaggebender Bedeutung.

Der rechte Atem ist unlöslich mit der rechten Gesamthaltung verbunden. Der rechte Atem hängt vom Vorhandensein des rechten Schwerpunkts ab. Sitzt dieser zu weit oben, tritt an die Stelle des ungestörten Flusses des Zwerchfellatems das nervöse Auf und Ab eines Atems, der nicht von selbst kommt, sondern unbewußt ›gemacht‹ ist und über Gebühr die Hilfsmuskeln in Anspruch nimmt.

Die Qualität eines Atems bezeugt ihm die Nähe oder Ferne von seiner Tiefe. Nur in der Stille des im vollendeten Rhythmus dahinschwingenden Atems kann der Übende die Zugehörigkeit seiner rhythmischen Bewegtheit zum Odem des großen Lebens erfahren.«

Atmung im westlichen Yoga

Yoga – etymologisch gesehen – weist auf das Wort »Joch« hin. Yoga ist daher eine Disziplin, durch die der Mensch sich bemüht, sich *selbst* von den immer wiederkehrenden Wiedergeburten zu *erlösen*. Jede mit Hingabe und Konzentration verfolgte Yogatechnik kann nach indischer Auffassung zu einer höheren Bewußtseinsstufe führen.

Der Inder unterscheidet verschiedene Arten des Yoga. Spricht man im Westen von Yoga, so meint man damit meist Hatha-Yoga. Viele Menschen des Westens begehen den Fehler, der geistigen Komponente nicht jene Bedeutung zuzumessen, die ihr im Yoga zukommt. Indische Lehrer nehmen nur sehr selten Schüler auf. Das integrale Hatha-Yoga eignet sich nicht für den westlichen Menschen, es ist nur unter täglicher, ja stündlicher Kontrolle eines Meisters möglich.

Natürlich wird Hatha-Yoga auch von Menschen praktiziert, die ganz einfach nur körperliche und geistige Vorteile erlangen wollen, ohne sich einer anderen religiösen oder geistigen Entwicklung zu widmen. Mit Hilfe der Techniken des Hatha-Yoga sucht der Schüler einen gesunden Körper zu erlangen, der dann zu einem adäquaten Instrument für die Harmonisierung geistiger Aktivität wird.

Yoga bedeutet also soviel wie Joch. Es werden auf

besonderem Weg Leib und Seele zusammengejocht und dazu noch unter das Joch des Bewußtseins gestellt. Im Hatha-Yoga ist ein System der Selbsterziehung zu finden, das ebenfalls den Weg vom Körperlichen zum Seelischen weist. »Hatha« erklärt der Inder mit Ha = Sonne, das ist die positive kosmische Strömung. Diese positiven und negativen Strömungen wirken auf den Menschen und in ihm.

Zu den Atemtechniken im westlichen Yoga verweise ich auf das Buch von Otto Albrecht Isbert »Der volle Yoga (Purna Yoga). Ein Entwicklungsweg zum vollständigen Menschen für Selbststudium und Unterricht«, Freiburg im Breisgau - Basel - Wien 1976. Der Verfasser räumt darin ein, daß trotz der Hinfälligkeit vieler Bedenken und Einwände gegen den Yoga insgesamt in der Yogaatempraxis noch ein beträchtlicher Dilettantismus und ein ziemliches Durch- und Gegeneinander herrschen und fährt dann fort:

»Wir wollen nur grundsätzlich warnen vor Übungen, bei denen ohne längere Vorarbeit Muskelanspannung mit angehaltenem Atem oder ein besonderes Pressen bei der Ausatmung empfohlen wird, ganz zu schweigen von den berühmten Zählpausen, die auch in Yogaverwandten Systemen, z. B. Mazdaznan, geübt werden. Gegen die willensbetonte, von außen herangetragene Yoga-Atempraxis westlicher Kreise wendet sich natürlich auch Prof. Dr. Graf Dürckheim in seinem Werk ›HARA – Die Erdmitte des Menschen‹, weil wir bei solchen Techniken nicht dazu kämen, ›den Atem geschehen zu lassen‹. Der Inder, wie der Mensch des Ostens überhaupt, bringt für die Übung des Atems andere Voraussetzungen mit als der westliche Mensch, weil er sowieso mehr auf dem inneren Weg arbeitet.

Die Forderung Dürckheims geht nach japanischer Weisung des Zens zunächst dahin, daß der Übende ›sein Ich fallen lassen müsse‹. Die Dürckheimschen Übungsstufen gehen auch nicht weiter als bis zu einem ›Innewerden des Atems‹, in der gläubigen und gehorsamen Anheimgabe im wesentlich hingebenden Lauschen. Letztlich geht es dabei um das Gewinnen einer neuen ›Sinnmitte‹ als einer Religiosität, die hinter dem menschlichen Selbst ein übermenschliches Sein erfährt. Damit haben wir die Verbindung zu dem Yogaziel der ›Einswerdung mit dem göttlichen Ugrund‹, zu dem wir auf dem Yoga-Übungsweg über die Wiederentdeckung des Atems und des ihm innewohnenden großen kosmischen Rhythmus gelangen sollen. Voraussetzung bleibt aber auch hier die Übereinstimmung mit den in uns wirkenden großen Lebensgesetzen, die wir nur gewinnen können, wenn wir uns erst einmal in die tiefe Entspannung fallen lassen und auf unseren Atem lauschen lernen.«

Aus ärztlicher Sicht äußert Johannes Ludwig Schmitt in seinem Buch »Atemheilkunst«, Bern und Bad Homburg ^{6}1981, über die Yogaatmung:

»Für das Problem des nach einem bestimmten, etwa in Abstimmung auf die Pulszahl oder nach Sekunden bemessenen willkürlichen Rhythmus abgeänderten Atmens besteht die Frage, ob und wieweit es grundsätzlich physiologisch zulässig ist, willkürlich, also primär von der somatischen Großhirnrinde aus, in den blutchemisch und mechanisch-reflektorisch gesteuerten Atemvorgang einzugreifen und damit willkürlich zu Verschiebungen in der Blut- und Stoffwechsellage Anlaß zu geben.

Wie schon früher dargelegt, ist ein willkürlich verändernder Eingriff in den Ablauf einer optimalen Atmung im Zustand der Ruhe bei ausreichendem Gaswechsel zunächst sicher unphysiologisch und kann das optimale Stoffwechselgleichgewicht des Körpers nur stören. Dabei ist zu beachten, daß unsere europäischen Kenntnisse diesbezüglich neuesten Datums sind und etwaige Jahrtausende währende Erfahrungslehren nicht einfach zu ersetzen vermögen. Im Zustand der Arbeitsbelastung, wenn die Sauerstofförderung der Atmung und des Kreislaufs hinter dem während der Arbeitsleistung verlangten Sauerstoffquantum zurückbleibt, ist eine bewußte Führung und Disziplinierung der Atmung, die eine Steigerung des Stoffwechselaufnahmevermögens zu erreichen vermag, für den Körper und seine Stoffwechsellage physiologisch richtig und ein unumstrittener Gewinn. Diese bewußte kortikale Mitsteuerung der Atembewegung vollzieht sich aber als Antwort auf und in Anpassung an den blutchemischen Impuls durch den vorliegenden relativen Sauerstoffmangel, ist also sekundär und nicht als primär kortikale Aktion zu betrachten.

Im Zustand der Ermüdung nun, auf den jedenfalls eine bewußte Atemübung im Sinne der beschriebenen Yogaübungen, die der ›Reinigung‹ oder ›Belebung‹ dienen soll, abgestellt sein wird, liegen besondere innerchemische Verhältnisse vor. Wie wir bei den pathologisch-physiologischen Ausführungen sahen, bestehen im Ermüdungszustand Erholungsrückstände, unter denen sich noch abzuzahlende Sauerstoffschulden befinden. Experimentell ist gezeigt, daß sich die Erholung durch gesteigerte Sauerstoffzufuhr, beispielsweise auch willkürliche Atemvertiefung, beschleunigen, die Erholungsdauer verkürzen läßt.

Trotzdem muß man auch hier gegenüber einem von der Großhirnrinde primär ausgehenden Eingriff im

Sinne einer willkürlichen Veränderung, also etwa Vertiefung und Beschleunigung der Atembewegung, äußerst zurückhaltend sein. Vielmehr ist auch hier der kaum bestreitbare Erfolg beschleunigter Ermüdung durch gehäuftes Gähnen und bewußt vertiefte, verbesserte Lungendurchlüftung nur auf dem Wege zu erreichen, daß man mit verfeinerten Sinnen für die innere Stimme des ›Lufthungrigseins‹ den Lungengaswechsel in Anpassung an die innere Ermüdungsstoffwechsellage intensiviert. Man wird also praktisch, einem inneren Bedürfnis folgend, öfters und gründlicher zu ventilieren, also tiefer durchzuatmen, bestrebt sein und wird hier auch alle Willkürmöglichkeiten der bewußten Atemführung zur Förderung des Lungengaswechsels in Anpassung an den inneren Bedarf mit heranziehen. Grundsätzlich wird sowohl unter Arbeit wie im Verlauf der Erholung erst offenbar, ob und in welchem Ausmaß überhaupt willkürlich führbare Atemmöglichkeit bereitsteht. In diesem Sinne liegen die eigentlich ganz großen Möglichkeiten der bewußten, willkürlichen Mitarbeit an der Atmung in den meisten Fällen zunächst einmal in dem beharrlichen Erwerb und in der planmäßigen Schaffung optimaler Gaswechselflächen bei optimaler Bewegungsfreiheit, insgesamt bestmöglicher Voraussetzungen.

Zum Schluß wollen wir uns nun dem Anhalten des Atems nach dem Einatmen widmen, wie es beim Yoga angewandt wird. Alle asiatischen Religionen nehmen diese Ruhepause, die wir am Ende der Ausatmung haben sollten, nach der Einatmung bewußt vor. Die wichtigste Phase ist also bei den Indern die Phase auf der Höhe der Einatmung; denn sie streben einen möglichst großen und lang andauernden Füllungszustand an (nach dem Einatmen bleiben sie leer, oft bis zu 50 zählend), um sich mit dem göttlichen Prana zu bereichern. Nach der Ausatmung gibt es dann keine Pause. Auf diese Weise erreichen die Asiaten eine ungewöhnliche Stärkung der Konzentration in der Fülle des Prana-Weltatems. Unter Prana versteht man den geistigen Gehalt des Kosmos, an dem die Erdenluft teilhat, da sie ständig von allen Sternen aufgeladen wird. Die Fähigkeiten der Jogi lassen das alles glaubhaft erscheinen, so daß der Erziehungsvorgang mittels Atemtechniken mehr als durch eine bloße Vorstellung zustande kommt.

Ob bei unseren Atemübungen etwas Entsprechendes geschieht, wissen wir nicht. Wir haben ja noch nie darauf geachtet! Wir erleben zwar, daß durch Atemerziehung der Mensch geistig gefördert wird. Solche Förderung erklären wir uns nach unserer Art leichter, indem wir die Wirkung der Atemschulung auf die Gehirntätigkeit untersuchten. Die Arbeit wird zu Anfang wohl ein mehr oder minder willensbetontes Nachahmen und Versuchen sein; es wird sich kaum von innen her, aus der Mitte, noch etwas ereignen. Jedoch mit ausdauerndem Üben und geduldigem Warten werden neben der körperlichen Auffrischung leise auch geistig-seelische Schwingungen bewußt, und alles, was zu Anfang untersucht und unklar erschien, wird selbstverständlich werden.«

Atmung in Schule und Sport

Klara Wolf, die im alpenländischen Raum wohl bekannteste Vertreterin der integralen oder ganzheitlichen Atem- und Körperschulung, kennt sich meines Erachtens hinsichtlich der ungenügenden Atem- und speziell Körperschulung in Schule und Sport am besten aus. Ihre Methode wäre meiner Meinung nach die geeignetste, um an unseren deutschen Schulen unterrichtet zu werden – und sei es nur 1 bis 2 Minuten jeweils zu Beginn eines Unterrichts (wie es ja auch in China geschieht). Dieser geringe Zeitverlust würde einen großen Gewinn an Lernfähigkeit und Konzentration bringen.

Es ist sehr schmerzlich, wenn strenge Schulwissenschaftler glauben, auf eine Entfaltung der Atemkräfte und Atemschulung verzichten zu können, da ja mit jeder Leistung von selbst Atemtraining erfolge. Daß aber gerade innerhalb einer sportlichen Leistung durch forciertes Tun nicht ungefährliche Fehlatemformen auftreten können, scheint ihnen unbekannt zu sein. Daß das Gehirn beim geringsten Sauerstoffmangel – wie schon erwähnt – die größten Schäden erleidet, ist ihnen ja wohl bekannt.

Klara Wolf sagt hierzu in ihrem Buch »Integrale Atemschulung«, Bern ^{4}1983, S. 31 ff.:

»Es kommt nicht von ungefähr, daß der bewußte Atem heute, wo Fortschritt und Entwicklung zum Leitmotiv einer Epoche wurden, wieder als Lebensprinzip und einzigartiger Energiespender entdeckt wurde. Können doch vermöge des Atems bessere körperliche Grundlagen und neue Voraussetzungen zu Lebenserkenntnis und -bewältigung geschaffen werden.

Es gilt daher, mit der Atem- und Körpererziehung den ganzen Menschen zu erfassen und ins Gleichgewicht zu bringen: Er braucht eine leicht faßliche Anleitung zur wirklich durchführbaren täglichen Pflege, Selbsthilfe und -kontrolle, um sich zu regenerieren, Widerstandskraft und Leistungsvermögen zu steigern, kurz, um Kondition und damit das notwendige Plus für die heute verlangte Mehr- und Höchstleistung zu erlangen.

Die integrale Atemschulung erschöpft sich, wie öfters betont, nicht darin, die Maschine Mensch wiederherzustellen und funktionstüchtig zu machen. Umfassende Atem- und Körpererziehung soll vielmehr dazu führen, daß sich der Mensch selbst entdeckt, wach wird und in den Aufgaben seiner Lebensschule die Angriffspunkte zur Arbeit an sich selbst, seiner Entwicklung und schöpferischen Möglichkeiten wahrnimmt.

Gewiß, Kinder bedürfen des Austobens als Not- und Gegenmaßnahme zum aufgezwungenen Bewegungsmangel, aber das aufgestaute Bewegungsbedürfnis könnte oder müßte öfters, als es im Schulplan vorgesehen ist, und rationeller befriedigt werden. Angesichts der durch den Akzelerationsprozeß unserer Zeit hervorgerufenen, immer mehr überhandnehmenden Haltungsschäden, Wachstumsstörungen und Organschwächen, die typisch sind für die Verarmung der Lebenskraft, für Degeneration, haben wir alle Ursache, haushälterischer mit den noch vorhandenen Kräften umzugehen und der Jugend die Quellen zum Aufbau und zur Kräftesteigerung nahezubringen und endlich die Atempflege in den Unterricht für Leibesübungen einzubauen!

Sowenig wie das Herumtummeln in der Turnhalle eine zuverlässige Schulung der Kreislauforgane darstellt, ebensowenig bringt der heute noch vielerorts betriebene Turnunterricht in neun Jahren automatisch die statischen Beschwerden und vegetativen Schwächen der aufwachsenden Jugend in Ordnung. Aufgaben, die später die Therapeuten möglichst in ein paar Monaten lösen sollten. Wieviel Gutes und Nützliches könnte in einer über diese große Zeitspanne gehenden planmäßigen Körperschulung für das Wohl und die Gesundheit des Volkes und der künftigen Mütter getan werden, wenn die moderne Leibeserziehung auf einer sowohl dem Stand des Körpers, seines Halte- und Bewegungsapparates, als auch dem Zustand der inneren Organe entsprechenden lebensgerechten Grundlage fußen würde!

Sportarten, Wettspiele und Leistungen, die ausschließlich gewaltsame Muskel- und Willensanstrengung und vorwiegend ruckweise, harte Bewegungen oder langanhaltende, gesteigerte Anspannung mit sich bringen, sind der Atemvertiefung in dem Moment abträglich, wo sich die Kreislauforgane der Leistung nicht mehr anzupassen vermögen und versagen. Dies geschieht bei untrainierten Kreislauforganen schon nach verhältnismäßig kurzer Zeit. Man darf sich nicht davon täuschen lassen, daß der Körper, vom Willen und Ehrgeiz, der Kampflust und Freude an der Bewegung und am Wettbewerb angestachelt, gezwungen werden kann weiterzuarbeiten, obschon eindeutige Zeichen darauf hinweisen, daß Lunge, Herz und Kreislauf bereits bis an die Grenzen ihrer Kapazität getrieben wurden, um der Leistung zu folgen und ihren Rhythmus dem Arbeitstempo anzugleichen.

Schließlich geraten sie in Not, und ihr Rhythmus beginnt mit dem der Leistung auseinanderzuklaffen. Wird die Anstrengung trotzdem gewaltsam weitergeführt, entgleisen sie, werden in Fehlleistungen getrieben und geschwächt. Solange nur die Mehr- und Höchstleistung beobachtet und geschätzt wird und die Kreislauforgane nicht gleichzeitig durch gestufte, steigende Belastung allmählich auf den verlangten Kraftaufwand vorbereitet und auch dahin kontrolliert werden, ob sie ihn verkraften, das heißt davon profitieren, steht die Rekordleistung auf schwachen Füßen. Er wird nur so lange hochgehalten werden können, als die angeborene Widerstandskraft der beschleunigten Abnützung standhält.

Die Fehlleistungen als Antwort auf die Überforderung zeigen sich im falschen Atemmuskelspiel und gestörten Rhythmus der Atmung, des Herzschlags und Pulses sowie in Durchblutungsstörungen im Brustraum und in der arbeitenden Muskulatur. Anstelle der Atemvertiefung tritt Verflachung, pausenlose Beschleunigung und, infolge der Blutstauung, Bedrängnis in der Brust auf. Die Atembewegung verliert ihre Verwurzelung in der Tiefe des Leibes und verschiebt sich nach oben, wo sie sich mit Hilfe des verkrampften Schultergürtels weiterbetätigt und das Oberlappengebiet übertrieben in Bewegung setzt. Wo durch Überanstrengung die Belastungsgrenze der Kreislauforgane überschritten wird und sie durch eine Leistung anstatt gefördert gehemmt werden, beginnt ihre Schadensgrenze und vorzeitige Abnützung. Der Gaswechsel in der Lunge wird durch die gestörte Durchblutung und Belüftung empfindlich herabgesetzt und teils verunmöglicht, so daß trotz oder wegen des heftigen Atmens Atemnot auftritt. Die tempomäßig gesteigerte, aber falsche Atmung erfüllt ihre Aufgabe nicht, da ihr Nutzwert im Verhältnis zum Aufwand zu gering ist. Ähnliche Faktoren, die in der Lunge das Sauerstoffaufnahmevermögen und die Ausscheidung der Abgase beeinträchtigen, sind auch beim Gasaustausch der Zelle zu beobachten: Sauerstoffmangel und Versäuerung als Folge der minderwertigen Lungenatmung, Blutstauung infolge des Kreislaufversagens und mannigfaltige Fehlfunktionen im Chemismus der Zelle und ihrem Milieu hemmen die Zellatmung. Die behinderte Zellatmung kommt im Muskel anfänglich als ein Gefühl der Schwere, des Widerstands, der Dichtigkeit und Lähmung zum Bewußtsein. Es kann in der forcierten Muskulatur zum Muskelkrampf und als Nachwirkung zu Muskelkater, entzündungsähnlichen und allgemeinen Ermüdungs- und Erschöpfungszuständen führen.«

Körperliche Arbeit und Bewegung, wie Gehen, Wandern, Bergsteigen, Schwimmen, rhythmische Gymnastik und anderes mehr im gesunden Wechsel von Spannen und Lösen und angemessener Erholung können als vorzügliches, natürliches Training zur Aktivierung der Kreislauftätigkeit gelten, sofern sie gern getan werden.

Wenn zudem darüber gewacht wird, daß die Atmung im Einklang mit der Bewegung bleibt, wächst sie an der Bewegung, und die Bewegung wird vom Atem getragen, so daß eine solche Betätigung leichtfallen und zum Genuß werden kann.

Atmung und Körperfunktionen

Das Zwerchfell

Brustatmung und Zwerchfellatmung

Sie wissen, daß wir ein Brustfell, ein Bauchfell und ein Zwerchfell haben. Wissen Sie, wo Ihr Bauchfell liegt? Wozu ein Brustfell gut ist? Ob Sie ein Zwerchfell überhaupt nötig haben und wo und wie es liegt?

Jedermann übt von Kindheit an die Muskeln des Brustkorbs, indem er die Arme bewegt, sich beugt und aufrichtet, sich dreht, Lasten trägt – und auch willkürliche Atembewegungen macht, indem er z. B. tief aufatmet oder bewußt einen Duft oder einen Qualm einsaugt. Infolgedessen gehorchen ihm die Brustmuskeln auch für willkürliche Atembewegungen.

Das Zwerchfell hingegen bleibt willentlich ungeübt. Es empfängt seine Antriebe unmittelbar vom Atemzentrum und bewegt sich bewußtseinsfern, dem Gesetz des Lebens untertan. Die Bewegungsvorgänge im Zwerchfell ermöglichen dem Menschen, sein Dasein zu erfüllen.

Darum hängt der Mensch von seiner Zwerchfellatmung ab: Er ist ihr unterworfen, er muß sie hinnehmen. Sie ist ein Bestandteil seiner Urnatur, ist tief verknüpft mit allem leiblichen Geschehen. Sie bewahrt nicht nur das Leben, sie wandelt sich ohne den Willen des Menschen zum Niesen und Husten, zum Lachen und Weinen. Sie füllt den Ton der Stimme mit dem Klang echter Empfindung.

Vermehrte Hinwendung zur Zwerchfellatmung entspricht der gesteigerten Aufmerksamkeit der Psychotherapie für die unbewußte Seite des Menschen. Wie alle Träume auf das deutlichste zeigen, daß in jedem Menschen im Unterbewußtsein die Kräfte verborgen sind, die ihn ins Gleichgewicht bringen können, so

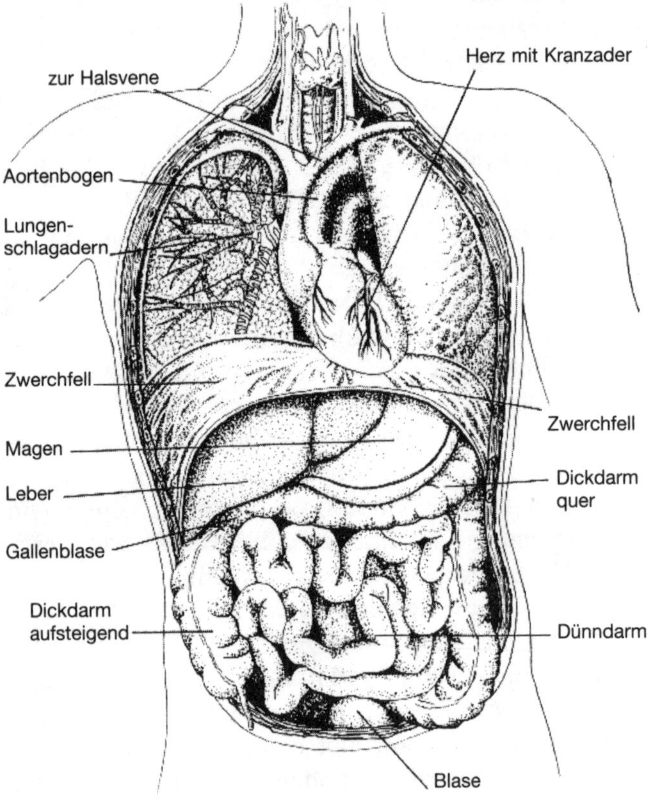

Lage des Zwerchfells zwischen Brust- und Bauchorganen

verrät uns das Zwerchfell tief verborgene Mängel und gibt zugleich die Handhabe, sie zu überwinden.

Die Fehler sind durch ein übersteigertes Ichgefühl zustande gekommen. Wer stets das Bedürfnis hat, sich und anderen aufzuzeigen, daß er im Tun oder im Leiden überlegen ist, gerät in die Irre und rennt sich fest. So führt ein besonderer Aufwand beim Sprechen bei den meisten Menschen zu verhängnisvollem Gebrauch der Stimme mit bevorzugter Brustatmung. Dadurch entstehen Bewegungsabläufe mit zuviel Muskelspannung, die im Bereich des Brustkorbs Spannungsabläufe herbeiführen.

Bei der fast allgemein vorhandenen Verkrampfungsbereitschaft überträgt sich die starre Anspannung auf alle Nachbarorgane, also auch auf die besonders zarten, empfindlichen Muskeln des Kehlkopfs und des Schlunds.

Wo Gefahr ist, daß Spannungen verstärkt werden, ist Sorgfalt geboten. Deshalb ist es notwendig, der *Brustatmung* nur noch eine Nebenrolle zuzugestehen, alle Aufmerksamkeit der *Zwerchfellatmung* zuzuwenden und sie von allen Bewegungsabläufen im Bereich des Brustkorbs, des Halses, des Schlunds abzulenken. Nur so können die krankhaften Bewegungsabläufe allmählich von den gesunden überwunden werden.

Die Einatmungsbewegung des Zwerchfells setzt immer von selbst ein, wenn durch den sinkenden Sauerstoff- und den steigenden Kohlensäuregehalt des Blutes der Atmungsantrieb vom Zervikalmark, dem Halsteil des Rückenmarks, erteilt wird. Atmet jemand, bevor es dazu kommt, mit einer willkürlichen Brustatmung ein, so verhindert oder vermindert er damit die Kraft des Atemantriebs für das Zwerchfell; er nimmt ihm »den Wind aus den Segeln«. Das Zwerchfell beteiligt sich also um so schwächer an der Atmung, je stärker sie mit der Brustmuskulatur ausgeführt wird.

Man kann das Zwerchfell als größten und wichtigsten Atemmuskel bezeichnen und auch Atmungspumpe nennen. Das Zwerchfell ist am gesamten unteren Rahmen des Brustkorbs angewachsen. Beweglichkeit und Bewegungsgröße wachsen von oben nach unten, sie sind also im Bereich der oberen Rippen gering und erreichen ihr Maximum in Höhe der unteren Rippen. Hier befindet sich als unterer Abschluß des Brustkorbs das Zwerchfell. Es setzt sich zusammen aus einer muskulären Rundpartie und einer zentralen, sehnigen Platte. Diese Zusammensetzung von aktiven und passiven Bestandteilen des Zwerchfells läßt erkennen, daß es sowohl aktiv tätig zu sein hat, als auch passiv bewegt wird.

Die aktive Zusammenziehung des Zwerchfellmuskels bewirkt eine Abflachung seiner Kuppel und vergrößert damit den Inhalt der Brusthöhle. Die Abflachung des Zwerchfells wird noch passiv verstärkt durch die Weitung der unteren Rippen, wodurch das Zwerchfell passiv gespannt wird.

Während der Senkung, also bei Einatmung, kommt es zu einer Kompression des Bauchhöhleninhalts. Der Muskelschlauch des Bauches wird durch den entstehenden Druck passiv geweitet. In aufrechter Haltung geschieht diese Weitung sowohl nach vorne also auch seitlich und rückwärts. Leider wird meist die einseitige Bewegung der Bauchdecke nach vorne schlechthin als Bauchatmung bezeichnet.

Vergegenwärtigen wir uns den anatomischen Aufbau des Zwerchfells, so erkennen wir ohne weiteres, daß die Vorderbauchatmung nur das vordere Drittel des Zwerchfells aktiviert. Bei tiefer Einatmung senkt sich das Zwerchfell bis zur Endstellung (max. 11. Brustwirbel). Der untere Rippenring ist stärkstens nach außen oben verlagert, das Brustbein nach vorn. Ursprungs- und Ansatzpunkte der Bauchmuskeln sind am weitesten voneinander entfernt, der Bauchinnendruck und die gleichzeitige Straffung der Bauchwände haben die größten Werte erreicht. Der venöse Rückstrom zum Herzen wird dadurch erleichtert (siehe auch Abbildung Seite 42).

Bei der Ausatmung haben die Bauchwandmuskeln eine Atemhilfsmuskelfunktion. Die geraden Bauchmuskeln senken die Rippen, während die schiefen und die queren Bauchmuskeln eine quere Einziehung der Rippen unter Annäherung der beiden Rippenbogen gegeneinander bewirken. Es kommt zu einer Senkung, Verengung und Verschmälerung des Beckenbodens, des sogenannten Beckenzwerchfells, einer aus Muskelweichteilen gebildeten Muskelplatte. Die Baucheingeweide ruhen auf diesem Boden, und nur bei tiefster Vollatmung kommt er durch die Druckwelle der Atmung in Mitreaktion und Federung, dies nach Normalisierung der Zwerchfellatmung und Wiedererlangung der Elastizität der gesamten Bauch- und Beckenmuskeln. Das Zwerchfell ist bei uns Europäern (durch den großen Anteil der Brust-, Hoch- und Fehlatmer), wie in Untersuchungen z. B. durch Frau Prof. Langer-Rühl, Wien, und Dr. med. Schmitt festgestellt wurde, mitunter nur so dünn wie ein Goldplättchen. Nur höchst selten ist es zu seiner eigentlichen Leistungsgröße, -stärke und -differenziertheit entwickelt. Wir Europäer haben vielfach geringe und geringste Zwerchfellbeweglichkeit und -leistung und dafür kompensatorisch den Hochatem mit fixierten Rippenstellungen und versteifter Wirbelsäulenhaltung ohne Elastizität.

Aber eines ergibt sich aus dem Gesagten schon jetzt: Die Bedeutung der *Haltung* wird derzeit wie die der Atmung zugunsten der Bewegungslehren und der Leistungsbestrebungen und -ziele in unserer Gesellschaft und Vorstellungswelt noch *erheblich unterschätzt.*

Daß Fehlatmung und Fehlverhalten zusätzlich Energien verbrauchen und Verhältnisse verzerrt werden, ist eine wesentliche Gesundheits- und vor allem Gesundungsfrage. Der Kranke kann seine Gesundheit wieder selbst erarbeiten und der Arzt nur die Führung übernehmen.

Das Herz ruht mit einem breiten Streifen seiner rechten Kammer und auch mit einem kleinen Teil seiner linken Kammer auf dem Zwerchfell. Die rechte Herzhälfte und besonders der ihr vorgeschaltete venöse Abschnitt des großen Kreislaufs ist damit in einem hohen Grade allen Schwankungen der Zwerchfellbewegung mit unterworfen. Ebenfalls abhängig von dieser Bewegung sind die Öffnungen im Zwerchfell, durch die die großen Blutadern – arterieller und venöser Blutstrom – gehen und die während der Zwerchfellbewegung erweitert und verengt werden. Beim Hochwölben des Zwerchfells, also der Ausatmungsbewegung, werden diese Schlitze zwangsläufig wieder leicht erweitert. Die Zwerchfellbewegung ist also gleichzeitig eine Hilfe für den Blutumlauf und für das Herz, da dieses beim Anspannen, d. h. Abflachen des Zwerchfells sich mit nach unten bewegt, sozusagen größer und länger wird, und beim Ausatmen wieder nach oben in den Brustraum hochgedrückt wird. Diese Bewegung ist für das Herz ungeheuer wichtig, besonders beim sitzenden Menschen. Der laufende Mensch leistet durch die Bewegung seiner Beine dem Blutumlauf zumindest Hilfestellung.

Bedeutungs- und verhängnisvoll ist auch, daß die Öffnung der Stimmritze (Glottis) mit der Zwerchfellatmung gekoppelt ist. Bei freiem, krampflosem Spiel der Kräfte wird die Stimmritze durch die Anspannungsbewegung des Zwerchfells geöffnet. Bleibt die Stimmritze bei der Einatmung geschlossen (z. B. bei Brusthochatmung, bei Asthmatikern mit Brusthochatmung, bei verkrampften, schlechten Sprechern), werden die Ausatmung und die Einatmung mühsam.

Da die Ein- und Ausatmung damit behindert werden, werden sie gepreßt und laut hörbar. Der Brustatmer nimmt also Schaden an seiner Stimme und an allen Organen, die sich im Hals befinden. Buddha sagt: Der gesunde Mensch atmet bis in die Zehe. Er ist demnach locker und frei und läßt den Atem fließen. Der Kranke preßt und atmet mit der Kehle.

Bei richtiger Zwerchfellatmung wird die Sprache frei, die Stimme gut, der Atem geht unhörbar in die Lunge hinein, weil sich die Stimmritze erweitert. Somit vollzieht sich die Einatmung unmerklich in einem Augenblick, so daß für Denken und Sprechen die Hauptzeit zur Verfügung steht. Alle Zeit wird für einen gefühlten, langsamen Abspannungsvorgang im Zwerchfell beim Sprechen und Singen und vor allem für eine Pause gewonnen, aus der das Zwerchfell wieder zu einer guten Anspannungsbewegung kommt. Hierdurch wird eine viel größere Leistungsfähigkeit erreicht.

Zusammenfassend läßt sich sagen, daß das Zwerchfell die bedeutendste Rolle in der Mitte des Körpers spielt. Es gibt wohl kein Organ im Bauch- oder Brustraum, das nicht in seiner Funktionsfähigkeit von der Zwerchfellbewegung abhängig wäre. Dieses Abhängigkeitsverhältnis bedeutet aber auch, daß Atemstörun-

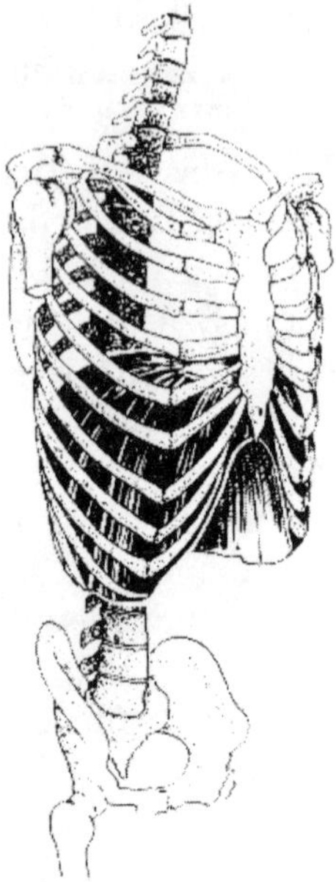

Zwerchfell hoch – Ausatmung

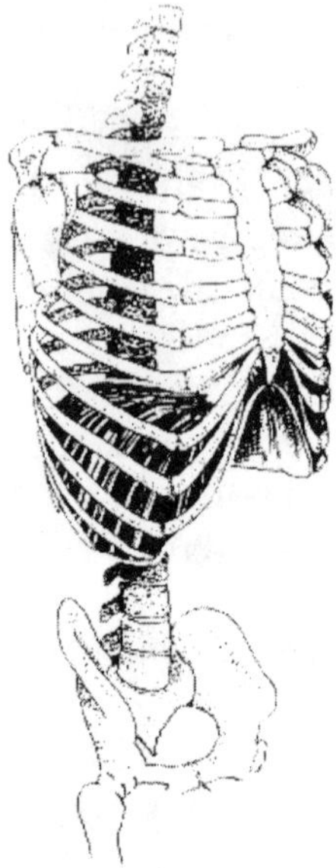

Zwerchfell tief – Einatmung

gen, in diesem Fall fehlerhaftes Wechselspiel zwischen Zwerchfell und Bauchdecke – etwa durch Überspannung der Rückenmuskulatur im Hohlkreuz –, Fehlfunktionen der Organe bewirken.

Brustatmer als Fehlatmer

Der Brusthochatmer kennzeichnet sich in seiner ganzen Mentalität: Er übernimmt alles um sich herum, sei es aus Angst oder Geltungsbedürfnis. Er läßt sich noch nicht einmal soviel Zeit und Ruhe, die Ausatmung im Dreierrhythmus sich erholen zu lassen, sondern er unterbricht die Ausatmung, um gleich wieder neu einzuatmen.

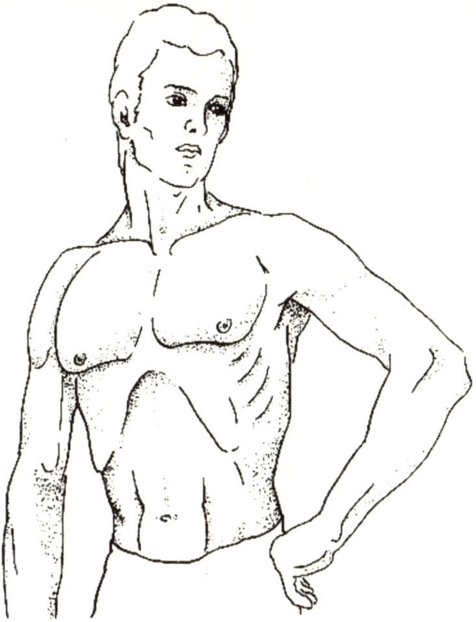

Brustatmung – Fehlatmung

Wird die Brustatmung bevorzugt, so kann sich das Zwerchfell nur eingeschränkt oder gar nicht am Atmungsvorgang beteiligen; denn die Brustatmung unterdrückt den Einatmungsantrieb für das Zwerchfell. In manchen Fällen handelt es sich bei der Brustatmung auch um die Folgen einer fehlerhaften Erziehung oder einer falschen Haltung. Den Kindern wird heute noch in der Familie und oft sogar noch in der Schule beigebracht: »Sitzt gerade!« Die Folge ist, daß das Kind den Rücken anspannt und die Schulterblätter zusammenzieht. Die Atmung wird ausschließlich auf die Vorderseite des Rumpfes verlegt.

Im Schulturnen, im Turnverein und schließlich in der militärischen Ausbildung kommt noch das »Brust raus, Bauch rein« hinzu. Diese Dressur wird zu einer fehlerhaften Gewohnheit. Sogar in Büchern und Schriften werden die Vorderbauchatmung propagiert und der Ratschlag gegeben, sich einen Sandsack auf den Bauch zu legen, um ihn bei der Einatmung nach oben hin zu bewegen.

Je mehr man aber die Brustatmung bevorzugt, um so unvollkommener beteiligt sich das Zwerchfell am Atmungsvorgang. Nun wird aber die Herztätigkeit ganz besonders durch die Zwerchfellbewegungen gefördert. Wenn durch einen größeren Kräfteeinsatz ein erheblich vergrößerter Atmungsaufwand nötig wird, dann erfährt das zugleich mehr beanspruchte Herz durch das Zwerchfell eine Arbeitserleichterung. Wenn aber statt dessen die Brustatmung verschlechtert wird, gerät das Herz sogleich mit der vergrößerten Atmungsanforderung in eine verschlechterte Arbeitslage.

An das vernachlässigte Zwerchfell kommen wir nur heran, wenn wir die Brustatmung einschränken. Dies müssen wir zu erreichen suchen. Die Brustatmung schließt sich der Zwerchfellatmung stets zwanglos an. Im umgekehrten Fall behindert oder verhindert die Brustatmung aber die Zwerchfellatmung. Die Bewegungsvorgänge am Zwerchfell bleiben durch die fast allgemeine Verkrampfung nicht unbeeinflußt.

Häufiger als Verkrampfungszustände ist die Zwerchfellschlaffheit anzutreffen. Die Erschlaffung des Zwerchfells führt oft genug zu einer völligen Verkümmerung der Zwerchfellmuskulatur. Menschen, die mit einer Zwerchfellschlaffheit leben, als ob sie kein Zwerchfell hätten, können nicht gut waagerecht liegen, weil der Bauchinhalt ungehindert die Herztätigkeit erdrückt. Schon allein aus diesen physiologischen Gründen ist eine Kräftigung der Zwerchfellmuskulatur mit der Zwerchfellatmung erwünscht.

Fehlerhafte Zwerchfellbewegungen

Die paradoxe Bewegung
Darunter versteht man die passive Aufwärtsbewegung des Zwerchfells bei der Einatmung. Das Zwerchfell senkt sich aktiv bei der richtigen Einatmung! Es bleibt motorisch inaktiv. Gleichzeitig wird eine forcierte Brustkorbatmung ausgeführt. Am meisten betroffen sind die vorderen Zwerchfellschenkel, während sich die hinteren Anteile des Zwerchfells passiv senken.

Die pseudoparadoxe Bewegung
Zu Beginn der Einatmung senkt sich das Zwerchfell richtig, aber nur leicht, gegen Ende der Einatmung überwiegt dann die Brustatmung, und der Brustkorb wird mit dem Zwerchfell gehoben. Bei der Ausatmung führt das Zwerchfell zuerst eine abwärts gerichtete Bewegung aus (sonst eine aufwärts gerichtete Bewegung) und erst gegen Ende dieser Atemphase die Aufwärtsbewegung. Es sind statt zweier Bewegungen vier Phasen.
Der normale Bewegungsablauf ist unterbrochen, quantitativ und qualitativ bleibt die Atmung weit hinter der Norm zurück. Die normale Entfaltung der Lunge kommt nicht zustande. Das Herz verlagert sich nach oben, der venöse Rückstrom ist gestört.

Die ausschließliche Zwerchfellatmung
Es kommt zu einer Stillegung der Brustkorbbewegung. Sie ist genauso schädlich wie die reine Brustatmung.

Bei der Hochatmung werden die Basisabschnitte der Lunge vernachlässigt. Bei der reinen Zwerchfellatmung liegen die mittleren und spitzen Abschnitte der Lunge brach. Beim reinen Zwerchfellatemtypus sind in ruhiger Atmung schon die Bewegungen des Bauches so groß wie sonst nur bei tiefster Atembewegung. Diese ausschließliche Zwerchfellatmung kommt z. B. bei Verknöcherung der Rippenknorpel, Bechterewscher Krankheit und Krankheiten der Lunge vor.

Zwerchfelltiefstand
Als Ursache kommen im Brustraum in Frage: Emphysem, Pneumothorax und Lungenstauung; im Bauchraum: Schwäche des Bindegewebes nach Abmagerung, Schwangerschaft, Enteroptose = Eingeweidesenkung oder Hängebauch (häufigste Ursache des Tiefstandes).

Die erschlafften Bauchdecken ziehen das Zwerchfell in die Tiefe. Es entsteht eine tiefgreifende Störung der Atemmechanik mit starken Herz- und Kreislaufstörungen durch den verminderten Bauchdruck. Bei leichter Atmung tritt es passiv tiefer, bei tiefer Atmung wird es passiv in den Brustkorb nach oben gezogen. Seine Bewegung wird paradox. Als Ersatz kommt es dann zur Hochatmung.

Zwerchfellhochstand
Er tritt am häufigsten bei zu dicken Menschen auf. Es besteht ein Mißverhältnis zwischen Brust und Bauch. Der Brustkorb und die Lunge sind unterentwickelt, einschließlich der Muskelkraft. Dagegen bestehen eine Überbetonung des Bauchraumes, eine Vermassung des Beckens, Stauungen, Gasansammlungen usw.

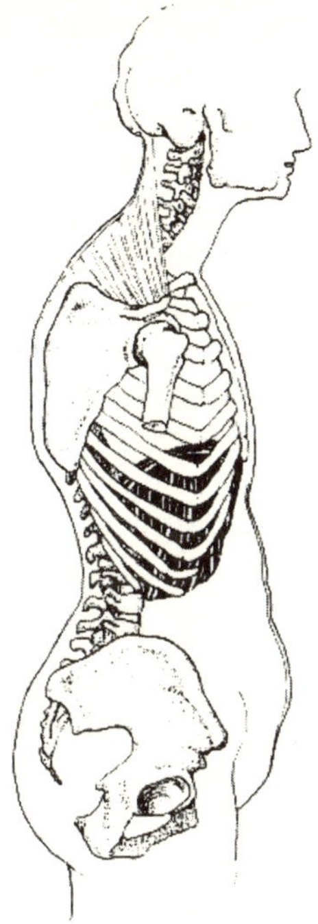

Zwerchfelltiefstand

Diese Zwerchfellschwächen sind die eigentliche Ursache noch vieler zusätzlicher Störungen, vor allem denen des Herzens und des Kreislaufs, aber auch der Verdauung und der Sexualsphäre.

Noch schwerer wiegt die Beeinträchtigung der Denkfähigkeit durch mangelhafte Zwerchfellatmung; denn durch Kräftigung und Rhythmisierung der Zwerchfellatmung kann die Durchblutung des Gehirns entscheidend verbessert werden. Darum ist für jede Atempflege oberstes Gebot: Wiederherstellung des Gleichgewichts zwischen Zwerchfell- und Brustatmung, d. h. bevorzugte Pflege der Zwerchfellatmung.

Das Zwerchfell bietet eine der wenigen Handhabungen dafür – in bezug auf Unmittelbarkeit der Anwendungen die einzige –, daß der Mensch sich selbst an einem lebenswichtigen Vorgang, dem er sich unterordnen muß, erziehen kann. Denn an der Herztätigkeit etwa oder an dem Verdauungsvorgang durch Selbsterziehung unmittelbar etwas zu verbessern, ist viel schwieriger.

Die Nase

Die Natur hat uns die Nase als *befugtes Organ* für die Atmung gegeben (die Mundatmung ist nur eine Notatmung). Zwischen der Aktivität der Zwerchfellmuskulatur und der Nase besteht ein unmittelbarer Zusammenhang. Die Tatsache, daß man auch durch den Mund atmen kann, verleitet viele Menschen aus Lässigkeit und Unkenntnis zu der folgenschweren Mundatmung.

Kinder, die durch den Mund atmen, lassen in Leistungs- und Denkvermögen nach, zeigen sich in der Schule flüchtig oder träge. Erwachsene schlafen schlecht und unruhig, stehen zerschlagen auf. Die Mundhöhle ist für die Atmung ausschließlich ein Noteingang und -ausgang, da sie die Hochwertigkeit und Leistungsfähigkeit der Atmung herabsetzt. Auch bei Untersuchungen an Sportlern konnte gezeigt werden, daß zur Erreichung von Höchstleistungen die Nasenatmung unbedingt angestrebt und bewußt gepflegt werden muß.

Die durch die Nase einströmende Lufe wird durch je 3 Nasengänge von Staub befreit und erwärmt. Durch die zwei oberen, die dritten Gänge, wird die Hypophyse unterströmt; denn sie sitzt hinter den Augenbrauen in einer Mulde am Schädeldach und wird durch diese Luftströmung angeregt, ebenso die sympathischen und parasympathischen Ausgangslinien. Die Luftströme, die durch die Nasenwege fließen, wirken über den Weg der Reflexe auch anregend auf das Gehirn. Andererseits kann das Gehirn bei genügender Sauerstoffzufuhr durch das Blut besser arbeiten.

In den meisten Fällen ist die große Atemkraft, die die Nase bietet, nahezu unbeschäftigt. Solche Menschen, vor allem Kinder, bekommen Polypen, da die Luftströme nicht genügend durch die Nase laufen (besonders bei Belastungen), sondern durch den Mund. Mit dem Mund geht eben alles schneller.

Die Nasenbehandlung ist in der Atempflege und Atemtherapie eine Basisbehandlung. Der Hauptanteil der Nasenfehlfunktion liegt vor allem in der Unfähigkeit, durch die oberen Nasengänge zu atmen. Es ist also zweckmäßig, sich anhand von Bildern den Unterschied zwischen der Atmung durch die unteren, die mittleren und die oberen Nasengänge erklären zu lassen (siehe Seite 66).

Eine weitere für die Atemtechnik wichtige Aufgabe besitzt der besondere Aufbau der Nasenwege durch die Schaffung einer für den Gaswechsel vorteilhaften Verengung (Stenose) des oberen Luftwegs. Der in den Nasengängen eng von Schwellgewebe umgebene Luftstrom findet hier einen Strömungswiderstand, der zu Druckunterschieden zwischen Nasenvorhof und Nasenrachenraum von etwa 3–4 mm Quecksilbersäule führt. Diese Widerstände in der Nase gleichen denen in einem Röhrensystem und bestehen aus

- innerer Reibung;
- Querschnitt der durchströmten Röhre;
- Länge des zurückgelegten Wegs;
- wiederholter Änderung der Stromrichtung.

Die Bedeutung der Verengungsatmung liegt vor allem darin, daß durch den erhöhten Einatmungswiderstand der Sog und der Unterdruck im Brustkorb erhöht werden, was sich auf die Ansaugung des venösen Körperblutes in die Lungen, den venösen Rückstrom, erheblich fördernd auswirken kann.

Gleichzeitig wird dadurch die Einatmungsphase verlängert, was in normalen Grenzen auch eine Kreislaufhilfe und Förderung des Gasaustausches in den Lungen bedeutet.

Schließlich ist die Luftströmung durch die Nase auch durch die hierdurch ausgelösten nervös-reflektorischen Fernwirkungen von Bedeutung. Die normale Reizung der Nasenschleimhaut geht so vonstatten, daß der Einatmungsstrom auf die Fasern des 5. Gehirnnervs (Trigeminus) trifft, die sich in dem Flimmerbesatz der inneren Nase verzweigen. Der Flimmerbesatz gerät in Bewegung, wodurch reflektorisch eine Einatmungsstellung des Brustkorbes begünstigt wird.

Die Nasenreizung regt ferner durch die vom gleichen Nerv versorgten inneren Flügelmuskeln einen festen Mundverschluß an. Interessant ist auch, daß bei gesteigertem Luftbedürfnis muskulär die Nasenflügel aufgebläht werden, wodurch sich der intranasale Nasenweg um 1–2 mm erweitert und gleichzeitig – jedenfalls reflektorisch – das Schwellgewebe zum Schrumpfen gebracht wird. Interessant sind ferner reflektorische Fernwirkungen von der Nasenschleimhaut aus, die durch thermische und chemische Reizeinwirkung ausgelöst werden und einerseits zur Atemregulierung beitragen, andererseits allgemeine Organwirkungen und auch Heilwirkungen hervorbringen können. So berichten verschiedene mit Reiznadeln oder ätherischen Ölen punktmäßig in der Nase behandelnde Praktiker von reflektorischen Heilwirkungen durch Reizungen der Nasenschleimhaut bei Asthma, rheumatischen Gelenkentzündungen, Ausfluß, Scheidenkrämpfen und vegetativen Störungen.

Das an sich normale und wichtige Spiel der Nasenflügel muß wieder geübt werden. So wird z. B. ein Kind, das mit der Nase atmet, besonders mit verengten Nasenflügeln bei größeren Leistungen, auch eine stärkere Brustmuskulatur bekommen.

Der Atemschüler oder Patient soll bei geschlossenen Augen, den Kopf vorgeneigt, dem kühlen Luftstrom unter dem Nasenrücken, der Nasenwurzel, konzentriert nachspüren und die Ausatmung, wieder mit verengten Nasenflügeln, langsam durch die Nase wegführen lernen.

Natürlich gelingt Bronchitikern und Asthmatikern eine solche Übung sehr schwer, da sie ja mit erweiterten Nasenflügeln, oft mit erweitertem Mund, die Luftzufuhr vergrößern wollen. Ein erweiterter Mund ergibt eine Kehlkopfverengung (Glottisspasmus) und verstärkt einen asthmatischen Bronchospasmus.

Spezielle Übungen führt jede Atemlehrerin oder Atemtherapeutin durch.

Der Schädel

Im Schädel und im Rückenmarkskanal vom Steißbein bis hinauf zum Schädel wirkt ein Liquor (Flüssigkeit).

Innen am Steißbein sitzt ein Nervenknoten, Glomus coccygicum oder bei den Yogis »Kundalini« genannt. Die Kundalini hat eine Aufsaugfunktion und bestimmt den Rhythmus der Welle, wie etwas aufgesaugt wird.

Im Schädel, und damit im *Gehirn*, laufen 2 Vorgänge ab:

- das Denken, d. h., in den Gehirnwindungen finden elektrische Bewegungen statt;
- Schwingungen, d. h. der Vorgang der Flüssigkeitsbewegung im Schädel.

Die Flüssigkeit steigt in bestimmter Viskosität (Dichte) hinauf und schwingt im Gehirn. Sie reguliert die Funktion in den Gehirnwindungen. Die elektrischen Bewegungen und die Schwingungen müssen im richtigen Verhältnis zueinander stehen. Bei zu wenig Flüssigkeit findet zu wenig Funkenübertragung statt. Ist die Kundalini gestaut (z. B. bei länger anhaltenden Problemen), gibt es auch Stauungen im Gehirn.

Die beiden wichtigsten Drüsen des Gehirns, die Hypophyse (Hirnanhangdrüse) und die Epiphyse (Zirbeldrüse), stehen wie in einem Wellenbad; es gibt einen Funken zwischen den Drüsen. Wie wir schon bei der Nasenfunktion gehört haben, wird nur über die obersten Gänge unseres Naseninneren die Hypophyse angeregt. Das macht wieder deutlich, wie wichtig die Nasenatmung ist.

Die Bewegungen der Augen bestimmen den Rhythmus der Hypophyse. Belastende Sorgen bleiben in der Hypophyse stecken. Bei Affekt fließt der Liquor schneller. Die »Persönlichkeit« wird gebildet, wenn beide, die Gedanken des Gehirns (elektrische Bewegung) und die Schwingungen, im richtigen Verhältnis zueinander stehen. Der Liquor kommt auch bei Freude in Wallung und bei echter Bejahung in der Liebe.

Im Großhirn haben wir bei der Einatmung den Zustand der Pause, bei der Ausatmung den der Abspannung und bei der Atempause den der Anspannung. Atemerziehung bewirkt also in erster Linie die Zurückführung einer entgleisten, zweiteiligen Atmung des Wechsels von Spannung und Erschlaffung in den natürlichen dreiteiligen Rhythmus, der für das Nervensystem außerordentlich wichtig ist.

Das Spiel von Anspannung, Abspannung und Pause ist also lebenswichtig; denn erst dadurch ergibt sich das richtige Zusammenspiel zwischen Atembewegung und Gehirntätigkeit. Bei angespannt, vor allem geistig angespannt lebenden Menschen wird die Pause – dieser 3. Teil – immer kleiner und kann schließlich im Wachen total verschwinden. Kaum ist die Ausatmung beendet, so atmet der hastige, einseitig intellektuell erzogene Mensch schnell wieder ein.

Die Haltung

Die *richtige Haltung* hat einen ungeheuren Einfluß auf die Beweglichkeit des Zwerchfells.

Die frühere Meinung, der Atemvorgang sei ein brustraumbegrenzter Vorgang, ist insofern überholt, als erwiesen ist, daß die Ganzheit, mit der sich der Körper am Atemvorgang beteiligt, einerseits die ganze Wirbelsäule, den Schultergürtel und den Brustkorb, andererseits die gesamte Atem- und Atemhilfsmuskulatur sowie Rumpf und Becken umfaßt.

Die physikalische Atemwelle – z. B. bei Vollatmung – dringt hinunter bis zum Beckenboden und hinauf über den Schultergürtel und die Nackenmuskulatur bis zum Kopf.

Daß bei solch umfassendem Vorgang des Atemgeschehens in jeder Lage und Stellung die Haltung bestimmt und rückbestimmt wird, ist verständlich.

Die Wirbelsäule gibt dem Körper seinen Halt und den Organen durch den Bandapparat ihre Aufhängung. Die sensible motorische und vegetative Versorgung der einzelnen Körpersegmente ist vom Zustand des Wirbelsäulentraktes abhängig, da die Nerven diesen ganzen Trakt durchlaufen, ehe sie zu den Organen gelangen.

Die Wirbelsäule hat Ausstrahlungsmöglichkeiten bis in die äußersten Randgebiete. Es bestehen auch noch Störungsmöglichkeiten zum vegetativen Grenzstrangsystem durch Kopplung. Eine Erkrankung nur eines einzelnen Abschnitts der Wirbelsäule wirkt sich alarmierend auf den gesamten Organismus aus. Durch unsere heute meist einseitigen Berufsanforderungen wird die Biegsamkeit der Wirbelsäule nicht genügend beansprucht und geht dadurch verloren.

Einseitige Belastung bringt aber Lokalisationsfaktoren für degenerative oder rheumatische Erkrankungen. Die Erkrankung verbreitet sich automatisch, wenn wir nicht aktiv eingreifen. Diese Prozesse beginnen bereits im schulpflichtigen Alter.

Bei Schäden der Halswirbelsäule sind auch Ausstrahlungen auf den Kehlkopf und die Schilddrüse erwiesen. Der Kehlkopf ist mit seinen Bändern an der Halswirbelsäule befestigt. Der bei den meisten Menschen zu sehr nach vorn geneigte und hängende Kopf bringt eine lang währende Verzerrung und Überdehnung mit sich. Dadurch kommt der Kehlkopf in eine schiefe Lage.

Durch den falschen Druck auf die Kehle zeigt sich eine heisere Stimme. Auch auf die Ohren und die Zähne strahlen Veränderungen der Halswirbelsäule aus, indem sie Schmerzen hervorrufen.

Deshalb ist die systematische Schulung einer guten Kopfhaltung ebenso wichtig wie die Arbeit an anderen Wirbelsäulenabschnitten. Die Therapie muß möglichst an den intakt gebliebenen Gelenken beginnen, also im schmerzfreien Raum, und von dort allmählich die kranken, schmerzenden Stellen mit einbeziehen. Haltung ist Leistung, ebenso wie Bewegung Leistung ist.

Es besteht kein Zweifel, daß wir durch die Haltung unserer Wirbelsäule als Funktionseinheit bis zur Umkehrung veränderte Leistungsfolgen herbeiführen können! Anders ausgedrückt heißt dies, daß in der Haltung die meisten Ansätze zu Fehlfunktionsleistungen stekken. Umgekehrt ist die Haltungskorrektur ein Hilfs- und Heilmittel erster Ordnung.

Sicher ist, daß im Yoga Haltungs- und Atemübungen in einer Weise gepflegt werden, die, soweit wir dies bisher überblicken können, bei wirklich richtiger Handhabung leiblich, geistig und seelisch nur gesundheitliche Vorteile bringen. Wie weit diese östliche Lehre und unsere westliche Wissenschaft übereinstimmen können und werden, wird sich im täglichen Leben des einzelnen und der Völker erweisen.

Ein- oder zweimal wöchentlich ½ oder 1 Stunde Heil- oder Krankengymnastik, Bewegungs- und Haltungsübungen mit guten und besten Anweisungen werden in ihrer Wirkung völlig verpuffen, wenn nicht in der Zwischenzeit als Folge eine echte, d. h. unangestrengte und selbstverständliche Haltung erreicht und von den Betreffenden ebenso selbstverständlich dauerhaft eingenommen wird.

Die Lunge

Für das Ausatmen des Kohlendioxids stehen 750 Millionen Lungenbläschen zur Verfügung, jedes so groß wie ein Stecknadelkopf. Normalerweise ist aber nur jedes 20. Lungenbläschen »in Betrieb«. Man würde kaum glauben, daß in diesem so glänzend durchkonstruierten *Versandsystem* irgend etwas schiefgehen könnte. Aber die Lungenbläschen haben nur recht wenig Eigenelastizität.

Durch zu starke Brustoberatmung oder Mundatmung können sie überbeansprucht werden. Die Zusammenziehbewegung, die für die Abgabe des Kohlendioxids so wichtig ist, kommt aus dem Gleichgewicht, die Elastizität läßt nach, die Lungenbläschen behalten den Inhalt, und es kann ein Lungenemphysem entstehen. Bei Sportlern kommt diese Art der Erkrankung sehr häufig vor, eben durch falsche, einseitige Mund- und Hochatmung.

Interessant ist auch, daß dieser Millionenbetrieb der Lungen von einer eigenen Zentrale gesteuert wird, dem Atemzentrum, das im verlängerten Rückenmark liegt. Solange diese Steuerung sich selbst automatisch regeln kann, atmet man, ohne darauf zu achten, etwa ½ l Luft pro Atemzug ein und aus (bei Zwerchfellatmung).

Wird diese automatische Steuerung jedoch durch »höhere Gewalt« – etwa bei Todesangst und Angst überhaupt (»mir bleibt vor Schreck die Luft weg«) – unterbrochen, so können mehr oder weniger schwere Störungen auftreten, bis die automatische Steuerung wieder einsetzt.

Hat ein Mensch in 24 Stunden etwa die Kalorienmenge von 890 g aufgenommen, so müssen zu deren

Verbrennung zwischen 954 und 1598 g Sauerstoff herangeschafft werden. Der Atemapparat muß dazu 15 000–20 000 Atemzüge leisten und das Herz 86 400 Herzschläge machen, um in der Menge von 7200 l den Sauerstoff an die Zellen und die dort gelagerten Kalorien zu befördern. Die Herzleistung gilt natürlich auch

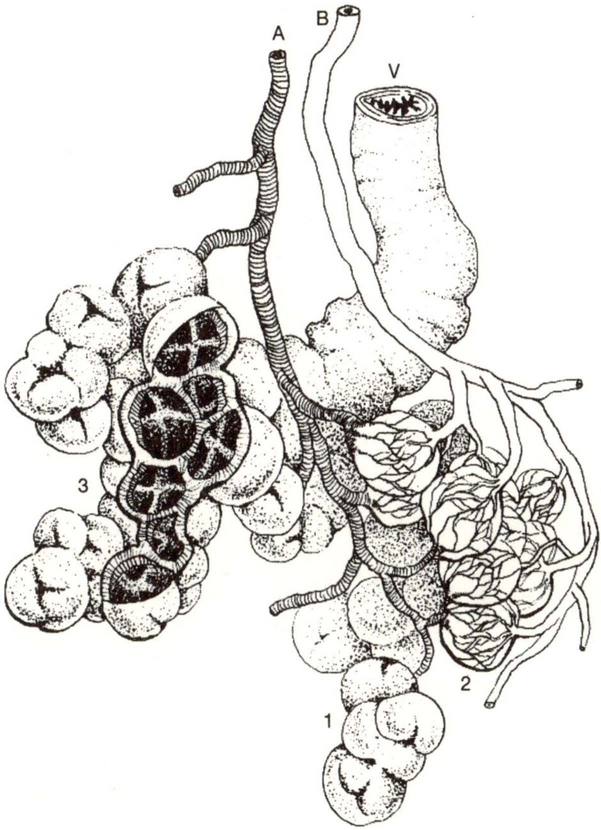

Lungenbläschen (A = Arterie, B = Bronchie, V = Vene; 1 = Bläschen ohne, 2 = Bläschen mit Blutgefäßen; 3 = aufgeschnitten)

der Kalorienverteilung. Äußere und innere Atmung sind eine innerbetriebliche Höchstleistung.

Zu bedenken ist, daß die Oberfläche des menschlichen Körpers 2 m^2, die des menschlichen Darms etwa 2,5 m^2 ausmacht, die menschliche Lunge sich hingegen über 80–120 m^2 ausdehnt, eine Fläche, die sich durch Atemtraining noch weiter entfalten kann.

Dementsprechend verhalten sich auch die Werte für das Luftfassungsvermögen der Lunge. Das maximale Luftfassungsvermögen, die sogenannte Vitalkapazität, schwankt zwischen 3000 und 5000 cm^3.

Die Vitalkapazität unterteilt sich in 1000 cm^3 Restluft. Sie bleibt stets in der Lunge: eine Art Lungenpolster. Luftleer finden wir die Lunge ausschließlich vor dem ersten Atemzug nach der Geburt. Zug um Zug wird vom ersten Atemzug an das Restluftvolumen erworben. Schwächliche Kinder brauchen Stunden und Tage, kräftige kleine Schreier zeigen eine prompte Entfaltung.

Weitere 500 cm^3 Reserveluft können bei tiefster Ausatmung jeweils wieder aus der Lunge ausgeschieden werden. Auf dieser Luftfüllung baut sich das Volumen der Atemluft mit wiederum 500 cm^3 auf, eine Luftmenge, die man als Erwachsener durchschnittlich mit einem einzelnen Ruheatemzug wechselt. Darüber hinaus kann sich die Lunge zur Aufnahme der Zusatzluft entfalten, die zwischen 1000 und 3000 cm^3 individuell variiert.

Ausschnitte aus verschiedenen Übungsprogrammen nach Dr. med. Parow

Funkionelle Atemtherapie

Die Mundatmung ist nur eine Notatmung. Kinder, die durch den Mund atmen, bleiben in Leistungen und Denkvermögen zurück. Außerdem wachsen bei Mundatmung durch Nichtbenutzung der 6 Atemwege der Nase Polypen, und zur Abwehr der kalten Luftströme durch den Mund wachsen die Mandeln. Bei Mundatmung kommen alle Schmutzstoffe und kalten Luftströme (Ein- und Ausatmen ist eine Luftbewegung und darum immer kalt) ungefiltert in die empfindsamen Lungen. Die durch die Nase einströmende Luft wird durch je 3 Nasengänge vom Staub befreit und erwärmt. Durch die oberen, die »dritten« Gänge wird die Hypophyse – sie steuert die gesamte Drüsentätigkeit – unterströmt. Die durch die Nasengänge fließenden Luftströme wirken über den Weg der Reflexe auch anregend auf das Gehirn. Die oberen Luftwege ergeben einen erhöhten Einatmungswiderstand, der Sog und Unterdruck im Brustkorb erhöht, was sich auf die Ansaugung des venösen Körperblutes in die Lungen – den venösen Rückstrom aus den Beinen bei stehender und sitzender Tätigkeit – stark förderlich auswirkt. Während des Laufens ist trotz der schlechten Atmung durch den Mund wenigstens durch die Bewegung der Beine eine Kreislaufhilfe gegeben.

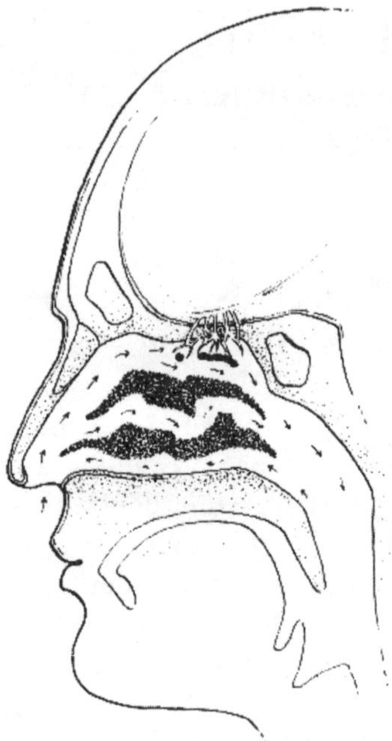

Die Nase mit den unteren, mittleren und oberen Nasengängen

Es kommt also darauf an, durch die oberen und die mittleren Nasengänge zu atmen. Schauen Sie sich auf der obigen Abbildung genau die unteren, mittleren und oberen Nasengänge an! Dabei werden Sie auch feststellen, daß ⅔ der Nase im Kopfraum liegen und voll von Sekreten sein können, die dringend ausgeschnaubt werden müssen. Erklären Sie einem Kind oder Jugendlichen diese Luftwege an dem Beispiel der 3 Fahrbahnen der Autobahn:

- langsame Einfahrt = *untere* Atemeingänge an der Nase;

- Normalspur der Autobahn = *mittlere* Nasengänge, der Autofahrer muß mehr Gas geben, um schneller voranzukommen;
- Überholspur der Autobahn = *obere* Nasengänge, der Autofahrer muß noch mehr Gas geben, um die anderen überholen zu können.

So ist es auch in der Nase: Die oberen Luftströme brauchen mehr Antriebskraft.

Der Bauchsack

Die Übung wird am Tisch sitzend oder in der Hocke am Boden ausgeführt. Der Oberkörper ist gestreckt, das Kreuz etwas nach hinten geschoben.

Ohne bewußt geführte Atmung wird die vordere Bauchwand langsam nach hinten eingezogen. Der seitliche und der hintere Teil der Bauchmuskulatur zieht sich dabei mit ein, bewegt sich aber weniger. Der Brustkorb soll stillhalten, da ja die Bauchmuskulatur an ihm ihren Halt hat.

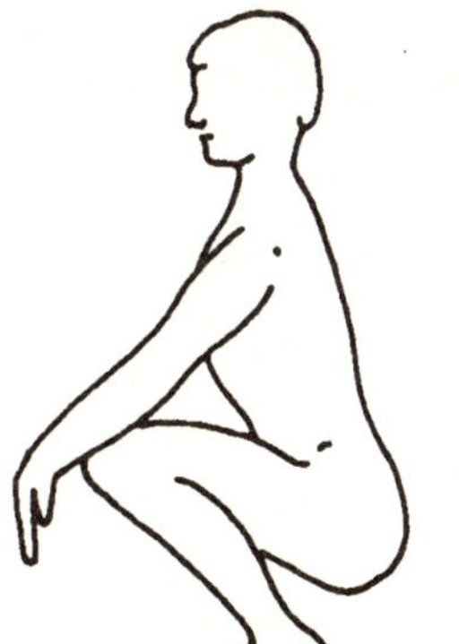

Der Bauchsack

Anfangs wird im Sitzen oder in der Hocke geübt, dann im Stehen mit lockeren Knien. So werden die Bauchmuskeln so weit gekräftigt, daß sie beim Husten nicht mehr gefährlich nach vorn statt nach hinten (innen) gedrückt werden.

Das heißt also, daß der ganze Bauchmuskelsack oder -schlauch ringsherum angespannt und anschließend wieder losgelassen wird (ohne dabei das Becken vorzukippen), während der Brustkorb und die Wirbelsäule sich überhaupt nicht bewegen!

Atmen ohne Nasenverengung

Die Atemluft wird ganz weich – ohne geringste Anstrengung – auf »sch« durch den Mund hinausgelassen, wobei sich der Bauchsack (wie bei der vorigen Übung) im ganzen Rund enger zieht. Beim anschließenden Loslassen des Bauchsacks strömt die Luft »von allein« und fast geräuschlos wieder ein, wobei sich der ganze Bauchsack erweitert.

Es ist falsch, die Luft kraftvoll hinauszublasen und hinterher wieder kräftig Luft zu holen. Der Brustkorb bewegt sich bei dieser Übung überhaupt nicht. Mit der Vorstellung, die Luft ströme nur nach ganz unten in den Rücken (ins Kreuz), erreicht man das Nachgeben der gesamten Bauchmuskulatur am besten.

Dann erfolgt wieder das langsam kontrollierte Loslassen des Ausatmens auf »sch«.

Die Wirbelsäule wird durch die Vorstellung hochgehalten, daß man den Rücken mit gestreckt gehaltenem Nacken nach oben hin »in die Länge zieht«. Ein auf den Scheitel gelegtes dickes Buch erleichtert die Kontrolle. In dieser gestreckten Wirbelsäulen-Kopf-Haltung bleibt der obere Brustkorb gewölbt und weit, während man unten im Bauch-Lenden-Kreuz-Bereich ruhig weiteratmet. Die Entspannung der Schultern wird im Stehen durch bewußtes »Hängenlassen« erreicht, im Sitzen durch das der Ellbogen.

Richtiges Naseputzen

Beim ungünstigen »zivilisierten« Naseputzen wird das Taschentuch zu nahe an die Nasenausgänge gehalten. Dadurch besteht die Gefahr, daß der Naseninhalt statt hinaus in die Nebenhöhlen gepreßt wird.

Beim richtigen Naseputzen wird das Taschentuch weit fortgehalten und ein Nasenloch im Wechsel mit dem anderen fest ausgeschnaubt, wobei der Kopf vorgeneigt wird. Hierdurch werden auch Kiefer- und Stirnhöhlen von Bakterien gereinigt.

Singen bei Preßatmung

Die Preßatmung beim Bronchialasthma ist u. a. auf den zu schwachen Brustkorb zurückzuführen. Nach längerer Preßatmung gibt es sogar eine Brustkorbdeformierung. Diese entsteht durch den ungünstigen Muskelzug der Fehlatmung. Das dauernd im Ab- und Aufbau begriffene Knochengewebe bei Kindern und Jugendlichen verformt den Brustkorb durch diese falsche Belastung. Diese Gefahr läßt sich am einfachsten in frühester Jugend beheben, indem man die Kinder singen läßt. Beim Singen braucht man nur auf das Halten (Hochhalten) des Brustkorbs zu achten. Senkt man den Brustkorb während des Singens sehr schnell ab, hat man darauf zu achten, daß die sogenannte Rundbauchatmung beim Einatmen gelernt wird, während des Singens sich dann das Bauchrund langsam »von allein« verringern soll (nicht bewußt einziehen lassen), wobei sich der Brustkorb etwas hebt, um dann zum Schluß des Singens sich erst in der Mitte (an den

Rippenbögen) zu verengen. Er darf also nicht von oben herabstürzen.

Bei ganz kleinen Kindern läßt sich unter Beobachtung des richtigen Atmens auch das Nachahmen von Tierstimmen, Gähnen, Stöhnen gut in die Arbeit einbeziehen.

Noch einmal möchte ich an die Wichtigkeit der Nasenatmung erinnern. Die Nasenfunktion muß schon bei den kleinsten Kindern geübt werden; denn die Mundatmung fördert Polypenbildung und Erkältungen.

»Lokomotivübung«

Vorübung:

Mit der Nase, den Kopf vorgeneigt, kurz und kräftig die Luft einziehen. Dabei die Nasenflügel eng ziehen (ein), dann locker lassen (aus). Dieses 2- bis 3mal wiederholen, so daß das an sich normale und so wichtige Spiel der Nasenflügel dabei geübt wird!

Ein Kind z. B., das bei Leistungen wie Laufen und Turnen mit der Nase atmet und bei vorgeneigtem Kopf dabei die Nasenflügel »arbeiten« läßt – eng und weit –, wird neben der großen Atemmenge auch eine stärkere Brustmuskulatur bekommen.

Bei der nächsten Übung wird immer die Ausatmung etwas betont, die Einatmung soll allein geschehen. Dies sollte ebenfalls 2- bis 3mal wiederholt werden. Wenn der Schüler die Einatmung zu sehr betont, nimmt er zuviel Sauerstoff ein, und es gibt eine Überventilation.

Nun also wie soeben geübt 3- bis 4- oder 5mal mit engen Nasenflügeln einatmen (dazwischen locker lassen) und 3- bis 4- oder 5mal mit engen Nasenflügeln ausatmen (dazwischen locker lassen). Die Einatmung wohl laut, aber die Ausatmung lauter! Diese Übung kann ebenfalls 20- bis 30mal hintereinander ausgeführt werden. Wem es dabei schwindelig wird, der hat zuviel eingeatmet und nicht - wie zuvor beschrieben - die Ausatmung betont.

Rippenspreizen mit Atemführung

Mit Hilfe der zum Atmen gegen Widerstand öfter praktizierten Nasenschniefatmung wird die Taille unter geringerem horizontalem Erweitern des mittleren Brustkorbs gedehnt.

Die richtige Dosierung ist daran zu erkennen, daß die Bewegung ausschließlich in der Mitte des Körpers geschieht. Klappt es mit der Nasenschniefatmung nicht, so genügt auch, behelfsmäßig mit den Lippen ein »f« zu formen, um den benötigten Atemwiderstand herzustellen. Denken Sie aber daran, die Ausatmung zu betonen, sonst besteht Überventilationsgefahr, also Schwindelgefühl und Unwohlsein. Erst beim Ausatmen wird der Brustkorb im mittleren Teil wieder langsam »zusammengeschoben« oder »losgelassen« wie bei einer Ziehharmonika, und zwar ohne Anspannung des Schultergürtels, Mitbewegung der Wirbelsäule oder Einziehen des Bauches. Diese Fehler werden leichter vermieden, wenn man nur so tief, schnell oder kräftig atmet, wie es ohne das geringste Bewegen des oberen Brustkorbs eben möglich ist.

Rippenspreizen ohne Atemführung

Die Brustwandmuskeln werden isoliert ganz kurz angespannt und sofort wieder losgelassen; der Brustkorb dabei geringfügig bewegt (erweitert). Dies ist die wirksamste Sonderübung zur Kräftigung des Brustkorbs und für die Verbesserung seiner Form unentbehrlich.

Diese Übung gelingt meist im Sitzen, am leichtesten

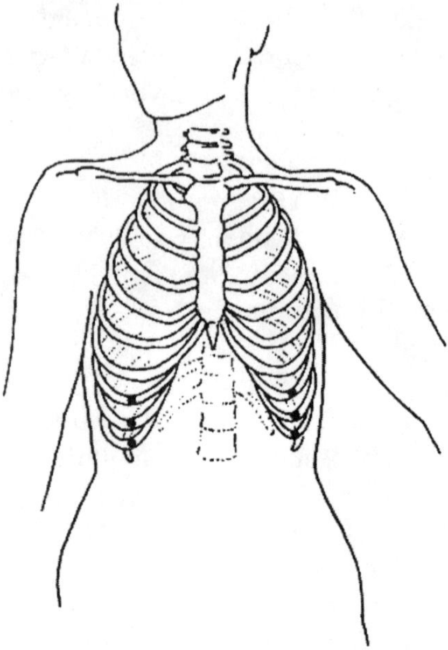

Rippenspreizen. Die Partien, die zuerst gespreizt werden, sind punktiert

im Liegen, und wird wie oben bei entspannten Schultern, entspanntem Brustkorb, entspanntem Bauch und absolut stillstehender, möglichst gerader Wirbelsäule vorgenommen. Die Atmung bleibt sich selber überlassen; für ihre Entspannung wird, zusammen mit der des Brustkorbs vor und während der Übung, durch »Loslassen des Atems« gesorgt. Der – entspannte – Bauch wird beim Anspannen des Brustkorbs ganz wenig und ganz ohne eigenes Anspannen eingezogen. Die Rippen werden durch ein kurzes, innen in der Brustkorbwand spürbares Anspannen minimal »gespreizt« und sofort wieder losgelassen. Vor jedem neuen Anspannen ist eine Pause – etwa 1 Atemzug lang – einzulegen, während der der Brustkorb entspannt bleiben und sich möglichst nicht bewegen soll.

Dieses Rippenspreizen wird durch ganz leichtes Anlegen der Daumenballen oder Fingerrücken seitlich am Brustkorb (als Leitwiderstand) erleichtert.

Das Rippenspreizen wird von unten nach oben geübt; zunächst vorn unten seitlich, später mehr seitlich und weiter oben, zuletzt mehr und mehr vorn oben. Dabei arbeitet jeweils die Stelle, auf die sich die Aufmerksamkeit richtet, am stärksten, während die übrige Brustmuskulatur mehr oder weniger nur mitmacht. Wird das Rippenspreizen vorn oben beherrscht, soll nur noch hier weitergeübt werden, wo die schwächste Stelle zu liegen pflegt, aber größte Spannkraft erforderlich ist.

Man muß die Bewegung ausschließlich »innen im Brustkorb« machen wollen. Es gelingt häufig am besten mit der Vorstellung, die Rippen ganz kurz »anzupfen« zu wollen und sofort wieder loszulassen oder die auf dem Brustkorb ruhende Haut mit einer minimalen Bewegung zur Seite zu stoßen.

Bei dieser Übung gibt es zahlreiche Möglichkeiten, Fehler zu begehen:

1) Die Brustwandmuskeln bleiben gespannt. Der Brustkorb bleibt dann weit und wird steif und unbeweglich, ein weiteres aktives Spreizen der Rippen ist nicht mehr möglich, es kommt statt dessen zu einer der nachstehenden falschen Bewegungen.

2) Es werden ähnliche, aber falsche Bewegungen des Brustkorbs mit Hilfe der Muskeln des Schultergürtels gemacht.

Das Eingreifen der vorderen Schultermuskeln ist am Heben des Schlüsselbeins und Anspannen der äußeren Brustkorbmuskeln vorn auf der Brust leicht zu erkennen.

Die gefährlichsten falschen Bewegungen sind das Eingreifen der hinteren Schultermuskulatur; dabei beteiligt sich speziell ein breiter Muskel, der vom Schulterblatt aus den Brustkorb von hinten umgreift und den unteren Brustkorb erweitern kann. Dieses falsche Erweitern ist nur bei größter Aufmerksamkeit zu erkennen, und zwar daran, daß der Brustkorb dabei vorn oben etwas einsinkt, während er unten relativ weit auseinandergezogen wird. Diese beiden Arten falscher Brustkorbbewegung geschehen nicht wie beim korrekten Rippenspreizen mit kleinem kurzen Ruck und sofortigem Wiederloslassen, sondern langsamer und zögernd.

3) Eine dem Rippenspreizen ähnliche Brustkorbbewegung kann auch dadurch eintreten, daß sich der Bauch zusammenzieht und der Brustkorb auseinandergedrängt wird. Dieses aktive Einziehen des Bauches ist von dessen korrektem passiven Eingezogenwerden leicht zu unterscheiden.

Das korrekte Rippenspreizen gelingt nur, wenn der Brustkorb in der Pause völlig entspannt wird und sich kein außen am Brustkorb sichtbarer Muskel daran beteiligt. Es ist daran zu erkennen, daß das Schlüsselbein ruhig steht und sich der Brustkorb ganz minimal, aber überall weitet, auch vorn oben, während sich keiner der äußeren, sichtbaren Muskeln anspannt. Im Spiegel läßt sich das leicht kontrollieren.

Das Anspannen in den Brustwandmuskeln gelingt

bei erfolgreichem Üben mit der Zeit immer besser. Schließlich kommt es sogar so weit, daß man einzelne Partien des Brustkorbs beim Anspannen bevorzugen kann. Die Übung ist erfolgreich, wenn das Rippenspreizen vorn oben jederzeit, in jeder beliebigen Stellung und spielend leicht gelingt.

Das Ziel des Brustkorbtrainings ist erreicht, wenn sich der obere Brustkorb automatisch dauernd in seiner normalen gewölbten Form hält, ohne sich mit dem Ein- und Ausatmen auf und ab zu bewegen, auch dann, wenn gegen kräftigen Widerstand – »schniefend« – eingeatmet wird. Damit ist es auch möglich geworden, die Form des Brustkorbs zu verbessern.

Für geringfügige Deformierungen reicht es oft schon aus, bei den Bewegungs- und Spannungsübungen des Brustkorbs die schwächere Seite zu bevorzugen.

Manchmal genügt es sogar schon, mit dem Bild des normalen Brustkorbs vor Augen, bei relativ leerer Lunge und schmalem unteren Brustkorb den oberen Brustkorb gewölbt zu halten. Eine durchgreifendere Wirkung hat – und ist daher bei größeren Deformierungen unentbehrlich – die orthopädische Behandlung.

Bauchmuskulaturübungen

Die Atmung kann nur gelingen, wenn die Bauchwand nachgibt. Durch schlechte Haltung kann die Bauchwand beim Einatmen nicht genügend nachgeben und so beim Ausatmen nicht entspannt bleiben.

Oft ist die Bauchdecke stark überdehnt und muß durch entsprechende Übungen gekräftigt werden. Öfters allerdings haben ein Asthmatiker oder Bronchitiker eine zu schwache Bauchdecke, die die inneren Organe gegen das Zwerchfell hochhält.

Als erstes muß geübt werden, die Bauchmuskulatur

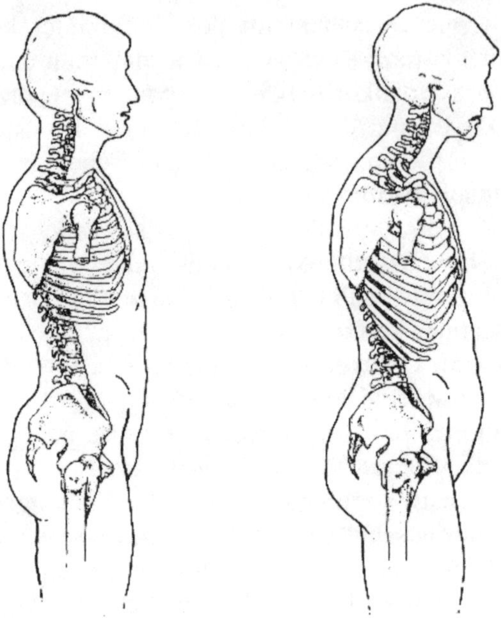

Wirbelsäulenhaltung und Körperform

beweglicher zu machen. Dazu lassen Sie im Sitzen (im Schneidersitz oder auf einem Stuhl) Ihre Taille beim Einatmen so weit wie ohne Verkrampfung möglich »auseinandergehen« und beim Ausatmen wieder »normal« werden. Dabei darf der Brustkorb nicht gehoben und gesenkt werden.

Dann sollten Sie im Stehen und Gehen langsam und unverkrampft tief und kräftig ein- und ausatmen (ausatmen leicht betonen), und zwar entweder Nase ein – Nase aus oder Mund ein (Lippen vorgewölbt) – Mund aus; beim Laufen dabei die Zungenspitze zum Gaumen hochhalten, wodurch die Kaltluft gegen den Zungenrücken geführt wird und nicht in den Hals.

Bei Kranken, die dickleibig sind, ist erst einmal auf ein gutes Entleeren des vollen Darms zu achten, um eine ausreichende Zwerchfellbewegung zu ermöglichen.

Übungen bei Husten

Bei Husten werden der Brustkorb abwärts gedrückt und die Bauchwand durch die Gewalt des Hustens herausgepreßt. Also ein paradoxer Vorgang.

Dabei ist es so einfach zu erlernen, den Brustkorb beim Husten hochzuhalten, den Hustenluftstrom herauszulassen, indem man das Taschentuch nicht - wie angelernt - an den Mund preßt. Denn wird die explosive Kraft des Hustens (einschließlich der Sekrete) nicht herausgelassen, wird dieser angehaltene Luftstrom gefährlich in den Bronchien hin- und hergejagt, so daß die Netze der Lungenbläschen reißen und es zu einem Lungenemphysem kommt. Das Taschentuch muß also in 2–3 cm Abstand vor den Mund gehalten werden.

Übrigens lassen Kleinstkinder instinktsicher den Hustenstoß durch den geöffneten Mund heraus, wobei sich der Bauch richtig einzieht, bis man ihnen leider beibringt, die Hand vor den Mund zu pressen.

Kann nun der Brustkorb trotz Übung beim Husten nicht oben gehalten werden, wozu eine kräftige Brustwandmuskulatur imstande ist, soll erst einmal die untere Bauchwand während des Aushustenstoßes kräftig nach innen gezogen werden. Auch ist es ratsam, nur einen festen Hustenstoß herauszulassen, höchstens zwei. Bei falschen Hustenstößen ist der Hustenreiz nicht mehr zu bremsen und nie in den Griff zu bekommen. Auch ist das Abhusten mit einem Hustenstoß viel leichter und mit geringerem Aufwand verbunden.

Um das Abhusten zu erleichtern, ist es ratsam, warmen Tee, vor allen Dingen gegen Morgen, zu sich zu nehmen. Stellen Sie eine Thermosflasche mit warmem Hustentee an Ihr Bett, und trinken Sie rasch gegen Morgen, wenn die Enge auftritt und die bedrückende Angst dazukommt, einen warmen Schluck. Reiben Sie im Halbschlaf den Brustkorb mit einem wärmenden, aber nicht zu scharfen Mittel ein. Wenden Sie dann die richtige Hustentechnik an. Der Hustenreiz wird geringer, wenn Sie nach dem Hustenstoß nicht tief, sondern kurz und flach atmen und sich entspannen. Die Lippen sind dabei nur zu einem Spalt geöffnet. Das Gesicht, vor allem die Stirnmuskulatur, muß entspannt sein. Dann wird leise, weich schlürfend auf »f« wenig Luft eingeatmet und wenig ausgeatmet, der untere Brustkorb ist horizontal breit gespannt. Beim Ausatmen darf dieses Mal aber nicht die Mitte nachgeben, sondern muß breit gespannt gehalten bleiben. Spannt sich die Mitte doch von selbst etwas ab, dann spannen Sie sie beim nächsten Einatmen wieder breit auseinander.

Sehr gefährlich ist beim älteren Bronchialasthmatiker neben dem Husten ein gepreßtes Sprechen! Bei schweren Formen wird der Bauch beim Sprechen herausgedrückt, der Brustkorb fällt abwärts. Der dadurch verursachte Widerstand in der Stimmritze wird zu einem reibenden Geräusch, und schließlich kann auch das Ein- und Ausatmen von diesem Geräusch begleitet sein. Es handelt sich hier um eine *paradoxe Zwerchfellatmung*. Beim Einatmen wird die Mitte (also die untere Brustkorböffnung) enger, beim Ausatmen geht sie wieder auseinander. Dies ist also wieder die Umkehrung des Normalvorgangs.

Diese Fehlatmung läuft nun immer in den gewohnten Bahnen, sogar in körperlicher Ruhe. Die Leistung der Lungen wird um 50 % herabgesetzt. Die Bronchien werden ebenfalls mehr oder weniger verengt, die Sauerstoffabgabe an das Blut erschwert. Bei einem Asthmaanfall oder vorgeschrittener Lungenerweiterung (Lungenemphysem) können sogar diese hochgradigen Fehlabläufe oft gänzlich versagen. Die Fehlhaltung und die Unbeweglichkeit der Nasenflügel, die oft dick und steif werden, tragen noch zur Verschlimmerung bei. Auch läßt der Geruchssinn nach.

Bei paradoxer Zwerchfellatmung kommt es nun vor allen Dingen darauf an, das Zwerchfell selbst zu kräftigen.

Die Zwerchfellkräftigung erfolgt immer gemeinsam mit der des Brustkorbs, da die Muskeln des Zwerchfells stets mit denen der Brustkorbwand gemeinsam arbeiten und das Zwerchfell ja auch am Brustkorb rund angewachsen ist. Dazu einige Übungen.

Einatmen gegen Widerstand

Die Luft wird durch eine mit Nase (enge Nasenflügel) oder Mund (»F«) hergestellte Enge eingesaugt und ausgeblasen. Durch diese Erschwerung wird zugleich mit der Atemmuskulatur auch das Zwerchfell gezwungen, sich kräftig anzuspannen. Dieses kann in jeder Lage geübt werden. Das Gesicht muß entspannt sein, die Stirn gelockert. Dies alles ohne jede Mithilfe des Schultergürtels. Ausschließlich die Taille bewegt sich.

»Schniefen«

Das »Schniefen« ist ein ruckartiges Einatmen, wobei die Nasenflügel angesaugt, losgelassen, wieder angesaugt, wieder losgelassen werden usw. Auch die Taille dehnt sich ruckartig, was mit der Hand zu kontrollieren ist.

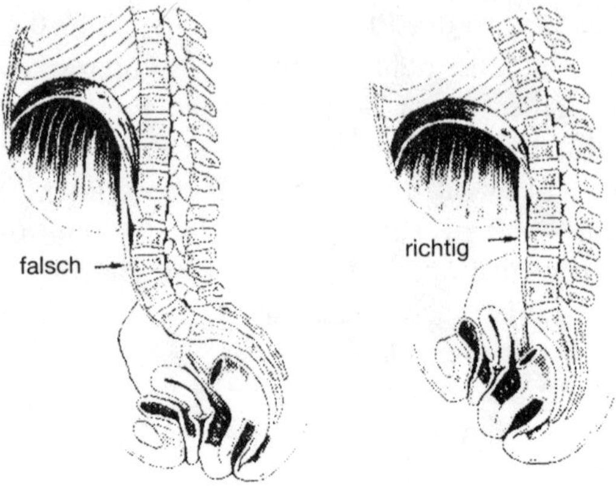

»Herausspannen« der Taille

Ohne zu atmen, wird die Taille kräftig gespannt, indem sie und auch die Lendenregion gleichsam von innen herausgedrückt werden. Mit leicht rundem Kreuz sitzen oder stehen. Der Brustkorb muß oben stillstehen. Nach dem Anstoßen sofort wieder loslassen. Der Atem wird ruhig gehalten, nicht gestaut oder gepreßt. Damit sind wir schon bei der Verhütung des Hohlkreuzes (Abb. S. 81, 82 und 83), das verstärkt die Last des Schultergürtels auf den Atmungsvorgang. Allen Fragen der Haltung ist gemeinsam, daß bei Fehlhaltung zwangsläufig Fehlatmung und bei Fehlatmung zwangsläufig Fehlhaltung auftritt, bis zu Hängebauch, Eingeweidesenkung und -vorfall. Sicher ist aber auch, daß all diese unschönen und ungesunden Erscheinungen reine Folgeerscheinungen und im weitestgehenden Maße Fehlatmungsfolgen sind, um deren Spätbehebung wir uns zwar schon heute kümmern, deren Frühverhinderung durch richtige Haltung und Atmung und das richtige Verhältnis zwischen diesen beiden Vorgängen jedoch unsere Zukunftsaufgabe ist.

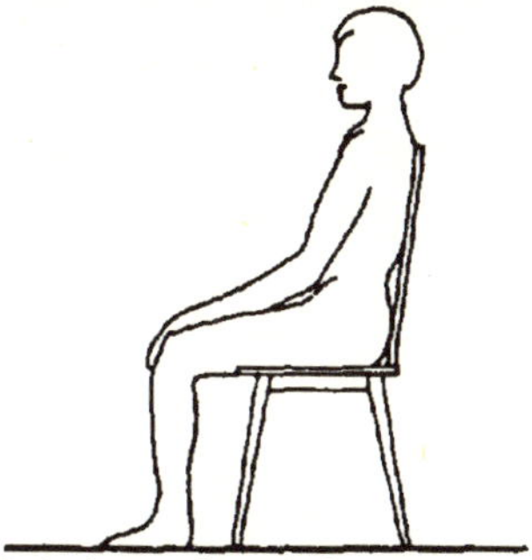

Bei sitzender Arbeitsweise sollten Sie auf eine korrekte Haltung Ihrer Wirbelsäule achten.

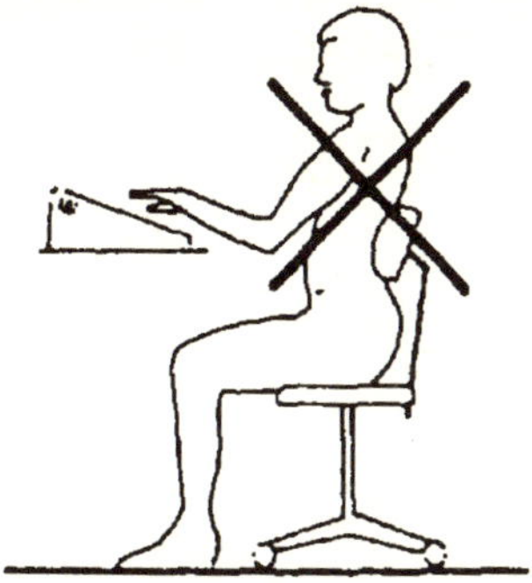

Schlecht konzipierter Arbeitsstuhl, der die Lendenkrümmung verstärkt.

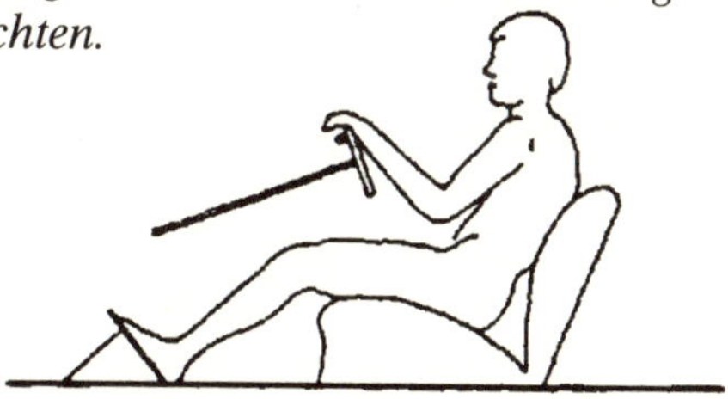

Autositze sind häufig zu tief; sie heben die Lendenlordose vollständig auf.

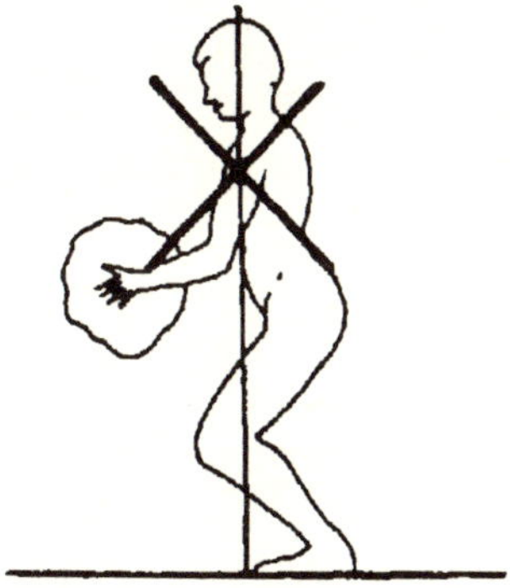

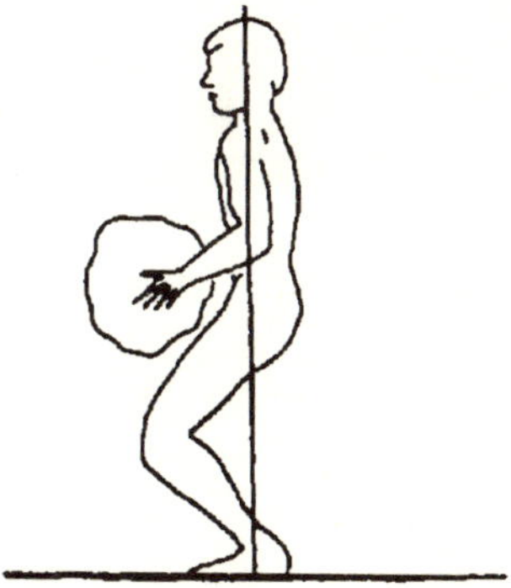

Schwere Gegenstände sollen entlang der Körperachse ohne Vorneigung des Oberkörpers aufgehoben werden.

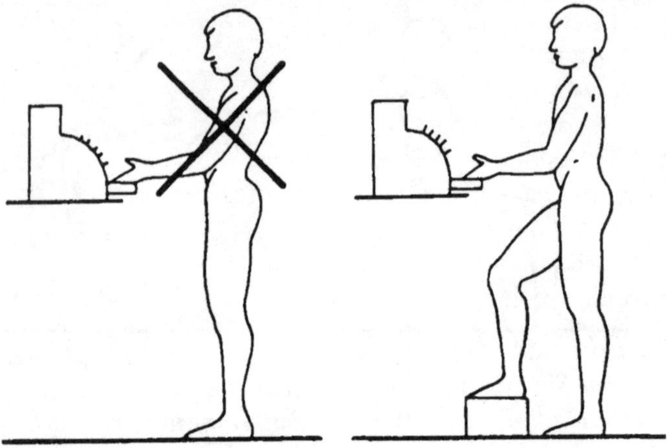

Falls Sie Ihre Arbeit stehend verrichten, soll ein Bein auf einem Schemel stehen.

Beckenkippen im Sitzen

Man sitzt mit aufgerichtetem Oberkörper auf dem vorderen Drittel eines harten Stuhls; der gestreckte Nacken und die entspannten Schultern sollen möglichst ruhig gehalten werden. Das Kreuz wird mit einer

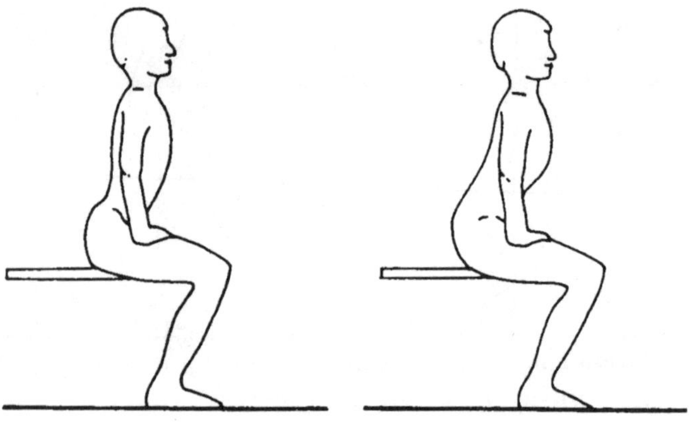

langsamen, ausgiebigen Bewegung abwechselnd »hohl« und »rund« gemacht. Beim Hohlmachen des Kreuzes wird mit »sch« ausgeatmet.

Beckenkippen im Vierfüßlerstand

Hier haben wir die gleiche Bewegung wie bei der vorigen Übung.

Das Kreuz wird gehoben (rund gemacht) und wieder gesenkt (hohl gemacht). In diesem Falle wird beim Heben nach oben – beim Rundmachen – ausgeatmet.

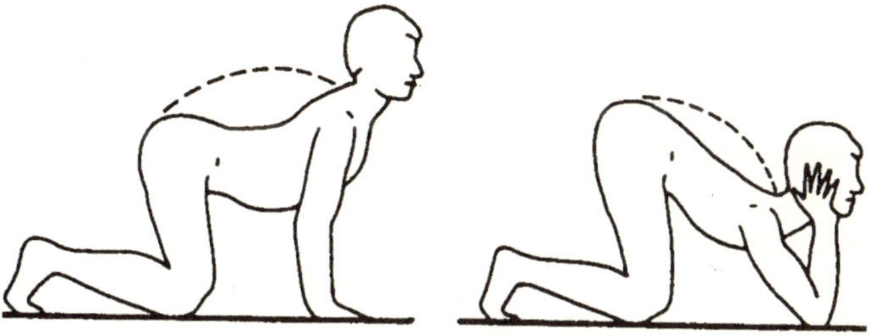

Beckenkippen als »Welle«

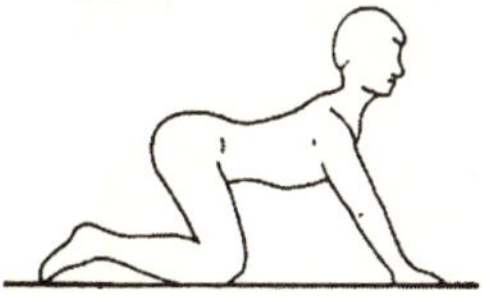

a) hohl

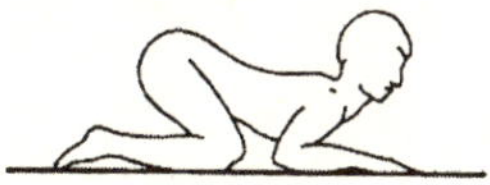

b) herunter

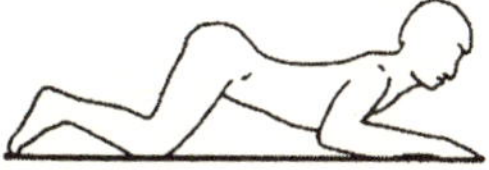

c) vor

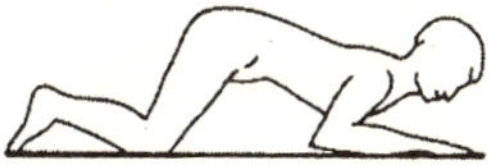

d) krumm

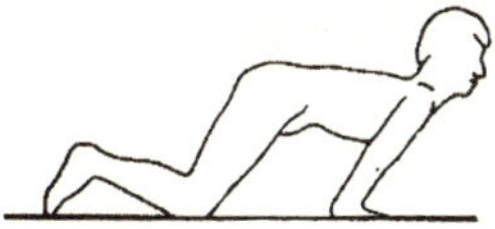

e) hoch

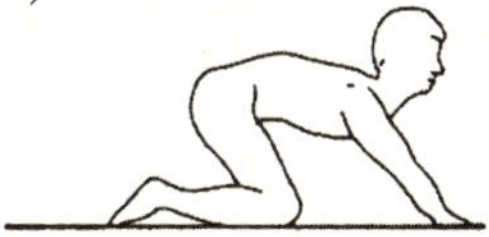

f) zurück

Beckenkippen im Stehen

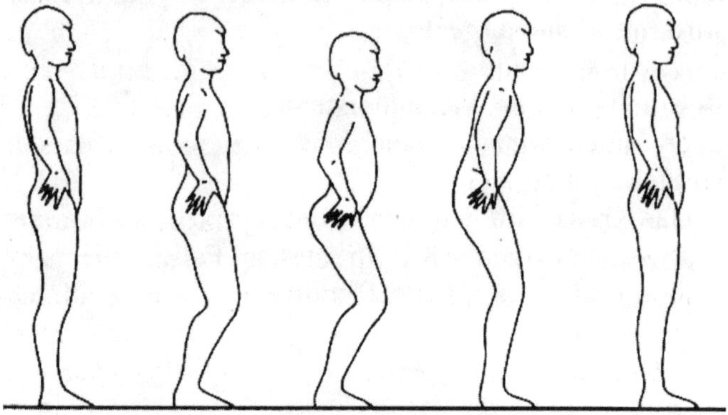

Strecken der Wirbelsäule mit Lasttragen

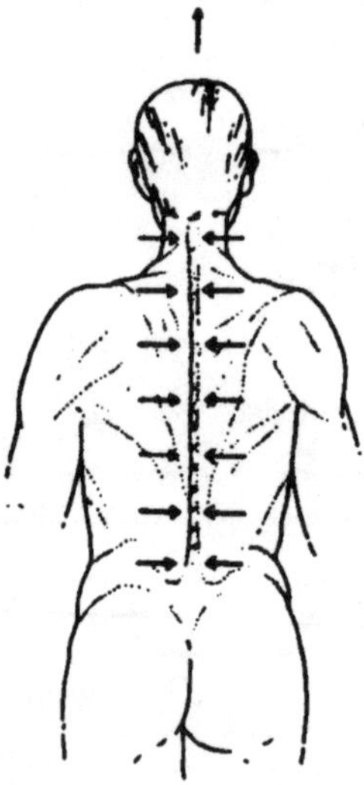

Die Wirbelsäule wird bei gerecktem Nacken gegen den kräftigen Druck gestreckt, den eine Hilfsperson mit den Händen auf den Scheitel des Übenden ausübt. Der Widerstand soll genauso groß sein, daß er gerade noch überwunden werden kann, die Bewegung genau in senkrechter Richtung verlaufen. Dabei wird mit »sch« ausgeatmet. Anspannung und Nachlassen sollen einander abwechseln, wobei die Pause länger sein soll als die Anspannung.

Man stelle sich vor, den Rücken nach oben »verlängern zu wollen«, die Wirbelsäule »von unter her« zwischen den gesenkten Schulterblättern hindurch hoch- und in ihrer Mitte »wie ein Stativ auseinanderschieben zu wollen« oder in der Mitte des Rückens – in seiner ganzen Länge – eine Rille zu bilden, wie auf dem Bild »schwebender Engel« ersichtlich.

Diese Übung mit Last auf dem Kopf kann auch im Gehen ausgeführt werden.

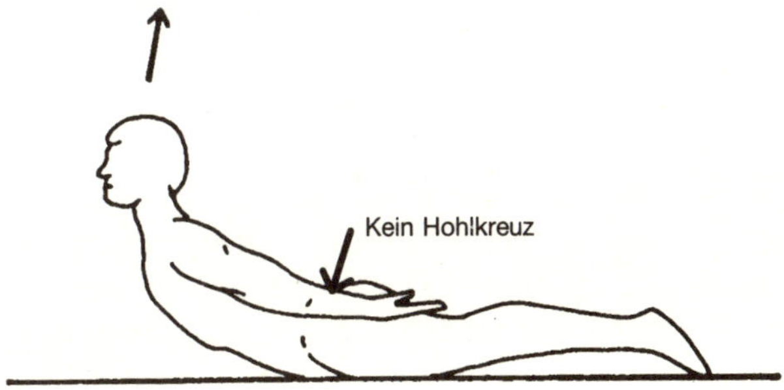

Der »schwebende Engel«

Spannen der Gesäßmuskeln

Die Gesäßmuskeln werden kräftig angespannt und wieder losgelassen. Dabei nicht die Luft anhalten. Beim Anspannen der Muskeln wird mit »sch« ausgeatmet. Diese Übung kann auch im Sitzen gemacht werden.

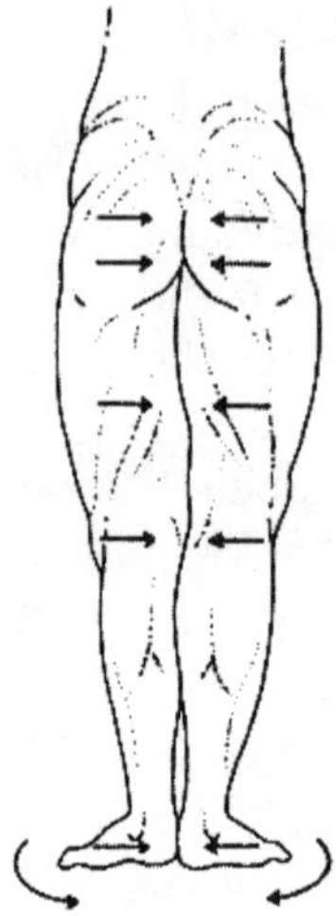

Atemhilfe bei Atemlosigkeit

Sportler müssen die Atmung unter allen Umständen, auch bei schwerster Anstrengung, in Ruhe lassen können und dürfen sie dabei nie anhalten. Dies gelingt nur bei ausreichend kräftiger Atem- und Rumpfmuskulatur. Den erhöhten Sauerstoffbedarf einer maximalen Belastung kann die wirkungsvolle Normalatmung mühelos befriedigen. Dies ist bei Fehlatmung jedoch nicht möglich. Zwar kann durch Vertiefung der Atmung eine geringfügige Verbesserung erreicht werden. Daß aber die Nachteile der Fehlatmung bei erhöhter Bewegung und exzessiver Atemtiefe zunehmen und auch durch exzessiven Luftwechsel nicht ausgeglichen werden können, liegt auf der Hand. Man darf also die Regulierung der Atemtiefe und das Einüben der notwendigen Atemtiefe getrost dem Organismus überlassen, auch bei intensivstem Konditionstraining.

Das Ausatmen geschieht am besten mit dem geschilderten »Loslassen des Atems« auf »sch«; es soll in diesem Zusammenhang nur sehr kurz sein: »ein Fingerhut voll«. Anschließend soll der untere Brustkorb schmal bleiben. Man läßt nur die Taille beim darauffolgenden automatischen Einatmen, ohne Luft zu holen, »von allein« wieder weiter werden. Natürlich muß man sich hüten, den Atem etwa nach dem Ausatmen anzuhalten.

Das bei Muskelarbeit erwünschte normale Weiterlaufen des Atems erreicht man auf ähnliche Weise, wenn man sich bemüht, die Lungen möglichst »leer« sein zu lassen, am besten in der Vorstellung, der untere Brustkorb solle dauernd schmal, die Magengrube dauernd eingesunken bleiben, während die Atmung sich selbst überlassen wird.

Diese Art, die Atmung auch bei Anstrengung buchstäblich »in Ruhe zu lassen«, sollte zur festen Gewohnheit werden.

Anderes Atemtraining, mit dem man eine erhöhte Atemtiefe anstrebt, trägt nicht zur Erhöhung der körperlichen Leistungsfähigkeit bei. Diese, die »Kondition« des Sportlers, ist ausschließlich Sache des Kreislaufs und der Muskeln. Ihre Grenzen machen sich zwar als »Außer-Atem-Sein« bemerkbar. Daß sie aber nur durch Muskel- und Kreislauftraining unter Zuwachs an Herzleistung vergrößert werden kann, ist eine Tatsache.

Atemhilfe zum Tauchen

Das Tauchen wird durch richtiges »Stauen« erheblich erleichtert: Nach einem tiefen Ausatmen wird mäßig tief eingeatmet und die Luft bei geschlossenem Mund drucklos wie zum Lautansatz unter Spannung des Brustkorbs und des Zwerchfells angestaut. Während des Tauchens bleiben Brustkorb und Taille weit wie beim Laut; die Taille kann sogar eher etwas weiter werden, während gleichzeitig von Zeit zu Zeit eine minimale Luftmenge durch die Nase herausgelassen wird.

Nasenfunktionstraining

Die atemtherapeutische Behandlung der Nase und die Übung ihrer Funktionen bewirken eine Regulation
- der Nasenweite,
- der Durchblutung und Lymphströmung,
- der Funktion von sensiblen und Riechnerven.

Da es sich bei der Nasenbehandlung wie bei jeder Atemtherapie um eine Basistherapie handelt, ist ihre Anwendung grundsätzlich universell. Einige Anwendungsgebiete sollen aber besonders hervorgehoben werden. An erster Stelle stehen chronische Bronchitis, Asthma bronchiale und Lungenemphysem. Der Anteil der Nasenfehlfunktion an der Entstehung dieser Leiden liegt vor allem in der Unfähigkeit, durch den oberen Nasengang zu atmen; das normale Spiel der Nasenflügel ist durch eine feste Verspannung der Nasenmuskulatur behindert; die versagenden Schleimhautfunktionen sind ein weiterer Faktor.

Weiterhin sind zu erwähnen Erkrankungen des Nasen-Rachenraumes: chronische Katarrhe, Nebenhöhlenentzündungen und Nasenscheidewandverbiegung. Dabei ist die meist mehr oder weniger behinderte Durchgängigkeit der Nase durch herkömmliche Behandlung wiederherzustellen. Das bringt in vielen Fällen, in denen eine Operation zur Erwägung steht, noch Erfolg. Rachenmandelwucherungen und Polypen gehören allerdings unters Messer.

Als weitere Anwendungsgebiete sind zu erwähnen: chronische Mandelentzündungen, Kehlkopfkatarrhe, Migräne wie auch die verbreiteten Störungen des vegetativen Nervensystems.

Unabdingbare Voraussetzung für die Arbeit mit dem Atemschüler ist seine richtige, bildliche Vorstellung von der Luftführung in den Nasenwegen. Was an äußeren Hilfsmitteln der funktionellen Nasenbehandlung zur Anwendung kommt, erhält seine Fundierung erst durch diese Vorstellung. Vorstellung bedeutet hier Wissen und Schauen. Das erste also ist die Erklärung des inneren Nasenaufbaus anhand der bildlichen Darstellung. Hieraus leiten sich die Luftströmung und die wesentlichen Wirkungen ab: Erwärmung, Reinigung, Befeuchtung der eingeatmeten Luft.

Die Nasenbehandlung besteht im wesentlichen aus übenden Maßnahmen. Die Übungen sind anfangs in geradezu sturer Konsequenz unter Kontrolle durchzuführen. Die meisten neigen dazu, die Wirksamkeit der Übung infolge ihrer Unscheinbarkeit zu unterschätzen.

Einatmen unter geruchsbedingter Nasenverengung

Darunter verstehen wir die Einatmung unter Vorstellung des Riechens oder mit tatsächlichem Riechen von Duftstoffen (der Duft sollte äußerst dezent sein: Hautöl o. ä.), wobei sich die Nasenflügel automatisch ein wenig verengen. Der Atemschüler spürt bei geschlossenen Augen dem kühlen Luftstrom unter Nasenrükken, Nasenwurzel bis zur Rachenkuppel konzentriert nach. Die Ausatmung erfolgt langsam durch die Nase.

Die Übung kann als Schnupperübung variiert werden: einatmen unter mehrmaligem leichten Schnuppern. Zwischendurch gelegentlich einen »normalen« Atemzug machen mit der Frage, ob und welcher Unterschied gespürt wird. Die »Riechübung« bleibt das Ziel und sollte zwischendurch immer wieder versucht werden.

Haltungsempfehlung zu dieser und den folgenden Übungen: am Tisch sitzend, Rücken gerundet, Ellbogen aufgestützt (Asthmatiker unter Umständen mit aufgelegten Armen ganz über den Tisch gebeugt). Durch diese Haltung soll von vornherein vermieden werden, daß der Übende sich bei jedem Atemzug aufrichtet, also mit der Brustatmung atmet.

Einatmen unter manueller Nasenverengung

Die Nasenflügel werden in dem Grübchen oberhalb des Wulstes mit je einem Finger leicht angedrückt. Den Grad der Verengung soll der Übende seinen Möglichkeiten anpassen; d. h., es darf auf die Dauer zu keiner Atemnot kommen. Es soll bei mitteltiefer Einatmung (wie sie sich von selbst ergibt) ein riechend-saugendes Geräusch hörbar sein. Durch Nachspüren soll der Weg des Luftstroms verfolgt werden.

Wenn man dazu noch die Luft unter der Vorstellung eines befreienden »Ah« einströmen läßt, wird auch für den Rachen und die tieferen Luftwege automatisch die richtige muskuläre Einstellung getroffen.

Einatmen unter muskulärer Nasenverengung

In dieser Übung wird die Verengung durch muskuläre Spannung von Nasenflügeln und Oberlippe wie bei intensivem Riechen erreicht. Die Einatmung geschieht in den beiden Verengungsübungen in 2 Variationen:

1) zügig mäßig,

2) kurz abgesetzt als besonders wirkungsvolle Form.

Dabei wird die Einatmung in mehreren Stößchen unterteilt, beginnend mit 3 Stößchen, dann nach Vermögen steigernd auf 5–10 Stößchen in einer Einatmung. Es kommt darauf an, bei jedem Stößchen so wenig Luft wie möglich zu holen. Tempo: 1–2 Stößchen pro Sekunde. Die Ausatmung erfolgt zunächst durch den Mund, drucklos blasend langsam durch einen leicht verengten Lippenspalt.

Dosierung dieser Übungen: anfangs 3 Atemzüge, besonders bei Asthmatikern sehr vorsichtig steigernd auf 5–10, sonst 20–30 Atemzüge mehrmals täglich. Nach der Ausatmung ist eine kurze ungezwungene Pause zu lassen.

Einseitige Nasenatmung

Eine nicht ganz so wirksame Form der Verengung ist die einseitige Nasenatmung, wobei abwechselnd das eine und das andere Nasenloch vollständig mit dem Finger verschlossen wird. Daumen und Mittelfinger einer Hand liegen auf den beiden Nasenflügeln, der Zeigefinger an der Nasenwurzel. Die Atmung erfolgt mitteltief zügig ein und aus durch die Nase. Durch beide Finger werden abwechselnd das rechte und das linke Nasenloch zugehalten: rechte Nase geöffnet – ein, aus. Pause. Fingerwechsel: linke Nase geöffnet – ein, aus. Pause. Fingerwechsel usw.

Die Übung ist aus dem Yoga bekannt und hat ihre speziellen Wirkungen. Sie wird angewandt bei einseitigen Nasenprozessen wie Scheidewandverkrümmungen, chronischen Nebenhöhlenentzündungen; ferner bei Migräne, wo im Anfall meist eine Nasenseite durch Schleimhautschwellung verlegt ist. Es wird die durchgängige Seite zugehalten und mit sanfter Gewalt versucht, durch das andere Nasenloch zu atmen. Die Prozedur muß mit kurzen Unterbrechungen oft über lange Zeit durchgeführt werden.

Die bisherigen Übungen bewirkten vorwiegend die Wiederherstellung der Nasenverengung in der Einatmung. Die verengende Wirkung der Nase in der Ausatmung ist daneben nicht minder wesentlich zur optimalen Verlangsamung dieser Atemphase. Im Normalfall verteilt sich der für die Ausatmung notwendige Bremseffekt in abgestimmtem Verhältnis auf die beiden Hauptengen Kehlkopf und Nase. Fällt die Nasenenge aus, so kommt es zu kompensatorisch überschießender Verstärkung der Kehlkopfenge (Glottisspasmus) und darüber hinaus zur Verstärkung eines asthmatischen Bronchialkrampfes. Ich empfehle daher besonders dem Asthmatiker das langsame Ausblasen der Luft durch den engen Lippenspalt – also eine Lippenverengung –, und zwar für längere Zeit als ständige Gewohnheit. Dadurch wird augenblicklich der Kehlkopf entlastet, der Bronchialkrampf gelöst, die Kohlendioxid-Abfuhr nachweislich verbessert.

Diese Ersatzmaßnahme der Ausatmung durch den Mund wird nun im weiteren Behandlungsverlauf durch Übung der Nase als Ausatmungsenge abgelöst. Die erforderlichen Verengungsübungen entsprechen den für die Einatmung gegebenen mit dem Unterschied, daß die Verengung in der Ausatmung statt in der Einatmung gegeben wird.

Ausatmen unter manueller Nasenverengung

Die Einatmung erfolgt wie gewöhnlich, die Ausatmung ohne zu pressen mit Andrücken der Nasenflügel:

1) zügig
2) kurz abgesetzt in 3–10 Stößchen.

Das Ausatmen unter muskulärer Verengung geschieht in den gleichen Variationen.

Auch die Übungen mit Kombination von Ein- und

Ausatmungsverengung erfolgen in den Variationen zügig und kurz abgesetzt.

Die Verengungsübungen sollten in der dargelegten Reihenfolge mit ganzer Konzentration ausgeführt werden. Man sollte zunächst nicht mehr als eine derartige Übung an einem Tag ausführen. Wer die ungemein beruhigende Wirkung auf Atmung und Kreislauf erlebt hat, wird die Übungen von selbst häufiger durchführen.

Es wird immer wieder zu einem Erlebnis, wenn Asthmatiker oder Herzkranke mit hochgradiger Atemnot - mit allen Mitteln der modernen Chemie überfüttert - durch diese einfachen Übungen oft schlagartig von ihrer Atemnot befreit werden und wieder Vertrauen in die eigenen Kräfte gewinnen.

In Fällen eindeutiger Verengung der Nase, etwa bei Scheidewandverkrümmung, sind Verengungsübungen selbstverständlich nicht am Platze; hier sollte die Nase geweitet, die Nasenflügel gedehnt werden.

Übung zur manuellen Nasendehnung

Beide Nasenflügel werden mit den Daumen von innen und mit den Zeigefingern von außen gefaßt und nach außen gezogen. Dadurch entsteht gewöhnlich eine bisher nie geahnte Luftfülle, die merkwürdigerweise das Atemgefühl bei Mundatmung weit übertrifft. Wahrscheinlich sind dabei unbekannte tiefgreifende Dehnungsreflexe in der äußeren Nasenmuskulatur wirksam. Die Dehnung wird während einiger Atemzüge beibehalten.

Nasenmassage

Die Nasenmassage wird am besten an den Beginn gestellt. Zur Auflockerung von Gewebe und Muskulatur, zur Förderung der Durchblutung und Lymphbewegung, zur Anregung der Nerven gehört sie zur täglichen Anwendung, besonders als Selbstmassage beim Asthmatiker. Sie besteht aus leichten Knetungen des Nasenrückens und der Nasenflügel.

Nasen-Wechselkompressen

Solche Kompressen sollte sich der Atemschüler zu Hause 1- bis 2mal täglich auflegen (bei Asthma und Bronchitis unerläßlich!). Dazu eine Schüssel mit heißem und eine mit kaltem Wasser füllen, etwa je ein auf 15x15 cm zusammengelegtes kleines Frottiertuch oder einen Waschlappen hineinlegen, warmes Tuch gut ausgedrückt 1 Minute über die Nasengegend legen – eventuell nochmals eintauchen –, danach kaltes Tuch 10 Sekunden lang auflegen, den Wechsel warm-kalt noch 2mal durchführen; mit kalt abschließen.

Nasenspülungen

Solche Spülungen sind mit Zurückhaltung anzuwenden. Keinesfalls empfehle ich das heroische Aufziehen von Wasser in die oberste Nasenregion. Ein kurzes, oberflächliches Aufziehen von lauem bis kaltem Wasser aus der hohlen Hand wirkt dagegen genügend abhärtend auf die Schleimhäute und ist jedenfalls erträglich.

Übungen für die Gesichtsmuskulatur

Im schon bekannten »Kutschersitz« bei hängendem Kopf das Gesicht schwer »fallen lassen«: Mund etwas geöffnet, Unterkiefer fällt vor, Zunge liegt schwer am Mundboden, Augenlider geschlossen, Augen »fallen aus den Höhlen«. Oder im Liegen die Augen »rückwärts schauen lassen«.

Als Gegensatz dazu ganz kurz ganzes Gesicht anspannen, Augenlider, Zähne, Lippen zusammenkneifen – und wieder in Entspannung auflösen.

Übungen für die mimische Muskulatur

Die Spannungen einzelner Gesichtsmuskelgruppen sollen im wesentlichen auf diese beschränkt bleiben. Sie sind sowohl ganz kurz, mit nachfolgender ausgiebiger Gesichtsentspannung, als auch langsam betont, ein- und beidseitig symmetrisch, zu üben. Dem schauspielerischen Ausdruck sind dabei keine Grenzen gesetzt.

- Augen aufreißen, blinzeln, schließen, Stirn hochziehen, breitziehen, runzeln; Ohren wackeln;
- Nase rümpfen, Nüstern blähen;
- Mund zusammenziehen, aufreißen, breitziehen, Lippen spitzen, Schmollmund machen, Oberlippe abwärts ziehen, Mund passiv dehnen (mit 2 Fingern die Mundwinkel auseinanderziehen);
- Unterkiefer vorwärts, abwärts, rückwärts kreisen, seitwärts kreisen;
- Gähnbewegung: Unterkiefer vorwärts, abwärts, Zunge breit, Mund aufreißen;
- Grimassieren nach freier Erfindung.

Zungenübungen

Die Zunge hat ihre Bedeutung für die Nasenatmung in ihrer engen Beziehung zur Muskulatur des Rachenrings.

Zungenübungen in allen Variationen sind einfach und kurzweilig zu üben.

- Zunge dehnend herausstrecken, Richtung Kinn, rechtes Ohr, Nasenspitze, linkes Ohr;

- Zunge herausschnellen und zurückziehen;
- Zunge sich gegenseitig herausstrecken nach Kindermanier oder sich selbst vor dem Spiegel;
- Zunge breit zurückziehen;
- Zunge schnalzen, locker schlagen, lallen;
- Zunge nach hinten einrollen (sich selbst am Zäpfchen kitzeln);
- Zunge im Mund kreisen, an den Gaumen drücken.

Wir sollten uns dessen bewußt bleiben, daß man nicht – oder nur am allerwenigsten – *mit* der Nase Luft holen kann, sondern *durch* die Nase. Was wir mit aller Übung letztendlich bezwecken, ist, in rechtem Maße durchgängig zu sein, sowohl für das, was uns als »lebendiger Odem« durch die Nase eingeblasen wird, wie auch für das, was auf dem gleichen Wege aus uns heraus wirken will.

Weitere Übungsprogramme der Atemschule Scheufele-Osenberg

Entspannungsübungen

Wir legen uns auf die Matte (ohne Kopfkissen und ohne Rolle) und dehnen den ganzen Körper mit über den Kopf gestreckten Armen, wie ein Wachsen von unten nach oben. Dann warten wir nach dem Nachlassen der Dehnung und Ablegen der Arme neben dem Körper die Atemantwort ab. Der Atem wird nach öfterem Dehnen allmählich vertieft und ergiebiger werden.

Wohlig sich lösend, versuchen wir nun zu gähnen, indem wir die Lippen eng über die Zähne ziehen, so daß nur eine kleine Mundöffnung bleibt. Sodann ziehen wir die Luft ein und vergrößern dabei den Mundraum. Dann atmen wir auf »haaa« aus und lassen den nun natürlich kommenden Gähnreflex zu.

Das Gähnen ist wohl weniger ein Anzeichen von Langeweile, Müdigkeit oder Hunger, sondern mehr ein Hinweis auf zuviel Ansammlung von Kohlensäure im Organismus, der auf diese Weise eine tiefere Einatmung erzwingt.

Nach einer kleinen Ruhepause ziehen wir uns zusammen (kontrahieren), zuerst die rechte Seite von unten nach oben, lösen von oben nach unten und warten die Atemreaktion ab.

Empfinden Sie einen Unterschied zwischen der kontrahierten und der nicht-kontrahierten Seite?

Nun wird die Übung wiederholt, jedoch mit der linken Seite. Fühlen sich nun beide Seiten gleichmäßig warm an?

Wir machen nun ½ Minute Ruhepause. Hierbei legen wir ein Kopfkissen unter den Kopf und eventuell eine Rolle unter die Knie.

Diese beiden Übungen sollte jeder morgens nach dem Erwachen oder auch nach langer, gleichförmiger Arbeit oder nach langem Stillsitzen machen.

Wenn wir Tiere beobachten, können wir feststellen, mit welchem Genuß diese ihre Glieder weit hinausdehnen und spreizen. Erst nach äußerster Anspannung setzt langsam die Lösung ein, gefolgt von einem gründlichen Gähnen.

Bei uns Menschen werden auf diese Weise unsere ursprünglichen, kreativen Impulse wiedererweckt.

Dann werden die Füße unter Zehenstreckung und Fersenstreckung geübt, zunächst einzeln je 3mal, dann beide Füße gleichzeitig.

Danach dehnen wir Brustkorb und Schultergürtel je

3mal (hochwölben!). Wir haben darauf zu achten, daß wir durch das Hochdehnen des Brustkorbs nicht seitlich abheben. Der Kopf muß locker nach oben streben, ohne daß wir das Kinn heben. Die Halswirbelsäule wird gestreckt.

$^1/_2$ Minute Ruhepause einlegen und dann aufsetzen zur Nackenmassage! Wir können den Fersensitz nehmen oder den halben Schneidersitz: rechtes Knie angebeugt, Fuß abstellen; linkes Knie angewinkelt am Boden, Ferse Richtung untere Körperausgänge (oder auch umgekehrt).

Zur Nackenmassage die rechte Hand auf das linke Schulterblatt legen, die Finger fest einkrallen und kraftvoll nach vorn ziehen; dann die linke Hand auf das rechte Schulterblatt usw. Die Übung je 3mal ausführen, dann im Wechsel die linke und die rechte Schulter schlagen!

Im Sitzen putzen und schneuzen wir die Nase, jedes Nasenloch einzeln, massieren den Kopf, klopfen locker auf Stirn, Augen und Gesicht.

Dann legen wir uns wieder hin, ein Kopfkissen unter dem Kopf und eventuell eine Rolle unter die Knie.

Nun rufen wir 3mal »u-o-a«, stark artikulierend, und strecken anschließend die Zunge heraus.

Nach einer kleinen Pause schnuppern wir mit engen Nasenflügeln sozusagen den Bauch hoch und lassen ihn mit gelösten Nasenflügeln, aber ohne Ausatmung wieder fallen, betonen also die Einatmung. Wir üben dies 10mal langsam und warten dann die Atemreaktion ab.

Nun wird diese Übung mit betontem Ausatmen ausgeführt. Wir stoßen mit engen Nasenflügeln die Luft aus. Dabei ziehen wir den Bauch leicht ein, lösen dann Bauch und Nasenflügel, ohne einzuatmen. Dies wiederholen wir so lange wie möglich. Am Anfang sind es oft nur 3–5 Stöße (eventuell können Sie vor dieser Übung etwas Luft nehmen).

Auch hier warten wir wieder die Atemreaktion ab, die je nach Länge des Ausatmens besonders tief und erlösend sein kann. Die Atemreaktion darf mit Nase und/oder Mund erfolgen.

Dann beginnen wir mit der richtigen Haltung, d. h. der im richtigen Schwerpunkt verankerten Haltung.

Das Hinfinden zum rechten Schwerpunkt wird am besten mit folgenden Schritten geübt: Man stellt sich zunächst einmal breitbeinig und gerade hin. Es beginnt mit einem bewußten Fußfassen. Der Übende fühlt seine Füße, wird sich ihrer immer wieder bewußt. Er fühlt sein Gewicht mit jedem Ausatmen (»es atmet mich«) immer tiefer in den Boden hineingehen. Wir benutzen den natürlichen Atem. Der Übende horcht auf das Kommen und Gehen seines Atems und läßt sich im Ausatmen gewichtsmäßig immer schwerer ab. Dabei dürfen wir nicht vornüberkippen, die Schultern bleiben locker. Man fühlt sich schließlich immer mehr wie ein Stehaufmännchen.

Dazu ist aber erforderlich, daß wir den Bauch nicht einfach heraus- und vorfallen lassen. Das Becken muß aufgerichtet sein, nicht vorgekippt, die Knie sind ein wenig aufgelockert. Dann spüren wir die Kraft in unserem Bauchraum, im Unterleib, im Kreuz und im ganzen Rumpf.

Man kann das Bewußtsein dieser Kraft dadurch steigern, daß man langsam und tief die Fäuste unterhalb des Nabels in den Bauch drückt, ohne den übrigen Körper zu bewegen. Dann lassen wir allein mit der Bauchmuskulatur den Bauch vorschnellen, d. h., wir werfen den »Eindringling Faust« mit einem Ruck wieder hinaus. Während der Unterbauch (die Knie sind leicht angebeugt) leicht gespannt bleibt, soll man die Magengrube weich werden lassen. Nun wenden wir uns nochmals unserem Atem zu und geben immer beim Ausatmen unser Gewicht an den Boden ab. Der Boden trägt.

Wir können die Augen bei dieser Übung schließen oder leicht geöffnet lassen, wobei der Blick auf einen entfernten Bodenpunkt von etwa 1,5 m gerichtet ist und ruhig, ohne diesen Punkt zu fixieren, auf ihm liegenbleibt.

Die bewußte Begleitung des Atems ist wichtig: Man darf ihn nicht selbst tätigen. Der Übende sieht dem Atem zu, registriert ihn, macht aber nicht mit. Nicht ich atme, sondern es atmet mich.

Wenn der Übende sich des Atems inne wird, so bedeutet er für ihn mehr als das Ein- und Auslassen von Luft. Er ist die Grundbewegung, in der der Mensch sich als Lebender erfährt, indem er sich öffnet und wieder schließt, sich hergibt und wieder zurückempfängt, sich aufschließt und wieder zusammenzieht, hervortritt und sich wieder zurücknimmt.

Wir verfolgen also den Atem passiv, horchen auf den Atem, wie er geht; wir begleiten ihn und lassen die Einatmung hochkommen. Dies kann ein Seufzer werden, ein tiefer Atemzug, eine Erleichterung nach diesem Sichloslassen.

Wir können uns auch vorstellen, daß die Ausatmung an der Wirbelsäule wie ein Quell herunterläuft, und wir begleiten ihn mit dem Wort »Loslassen« (oder auch mit »g-e-h-t«). Wenn Sie sich beim Ausatmen 2mal langsam das Wort »Loslassen« vordenken können, wäre das ein Zeichen, daß Sie heute sich loslassen können, daß Sie frei sind und den Mut haben, sich loszulassen.

Der Atem ist aber nie gleich. 2 Sekunden später

kann die Ausatmung wieder kurz – ängstlich – sein und die Einatmung um so befreiter; denn das Loslassen und das Begleiten der Ausatmung sind immer auch verbunden mit einer Erkenntnis über sich.

Wir sprechen vom Dreierrhythmus: ein – aus – Pause. In der Pause können Sie ganz leer sein. Diese 3. Phase, die Leerphase, ist die eigentliche Erholungsphase für das Herz. Das Gehirn hat beim Einatmen »Pause«, entspannt sich beim Ausatmen. Erst beim »Leersein« nimmt es wieder Energie auf, lädt es sich auf.

Sollte Ihr Atemrhythmus nur ein – aus sein, sollten Sie also einen Zweierrhythmus haben, und das über längere Zeit, so hat das Gehirn keine Möglichkeit, seine Energien wieder aufzuladen, und das Herz bekommt nicht seinen Ruhepunkt. Sie müssen lernen, sich dahingehend zu beobachten.

Zum richtigen Sitzen setzen wir uns erst einmal zur Probe auf die Gesäßknochen, machen ein Hohlkreuz, sitzen sozusagen in »Weglauf«-Position.

Wir stellen uns die Gesäßknochen vor, weiter oberhalb den Steiß, und lassen uns nun mit dem Gesäß auf dieses Dreieck nieder. Der Oberkörper bleibt gerade. Wir sind und bleiben, wie ein Baum: Wurzelkraft im Dreieck, aufsteigende Wirbelsäule; die Schultern hängen wie Zweige, die schwer mit Schnee beladen sind. Die »Krone« – der Kopf – ist hochgehalten, aber das Kinn bleibt gesenkt. Wir können uns vorstellen, mit dem Gesäß (so sagen die Buddhisten) den Boden einzudrücken und mit der Kopffläche den Himmel anzudrücken. Dann ist auch der Rumpf dazwischen etwas gedehnter, der Bauch hat eine leichte Spannung.

Beim Sitzen haben wir darauf zu achten, daß die Knie tiefer sind als das Becken. Eventuell ein Kissen auf die Stuhlfläche legen, um nicht im Hohlkreuz zu sitzen! Die Füße müssen festen Stand – Kontakt mit der Erde – haben. Die Knie dürfen sich nicht berühren.

Die Hände liegen auf den Oberschenkeln, die Arme sind angewinkelt. In dieser Sitzhaltung begleiten wir das Ausatmen nur passiv, ohne etwas mitzumachen.

Dann lassen wir den Atem spontan herein: Er kann wie eine große Woge über uns kommen oder wie ein Lüftchen oder ein Seufzen.

Meditationsübung aus dem Za-Zen-Buddhismus

Auch diese Konzentrationsübung wird in Sitzhaltung durchgeführt.

Man legt die linke Hand auf die rechte und spürt seine Hände. Nun legt man die Finger der linken Hand auf die Finger der rechten, dann im Wechsel die Finger der rechten auf die Finger der linken; die Daumen berühren sich gerade noch. Die Handkanten sind leicht gegen den Bauch gedrückt und liegen mit den Handgelenken auf den Oberschenkeln.

Nun kann man fragen: Wer fühlt wen? Fühlen die Finger der rechten Hand die Finger der linken oder die Finger der linken Hand die der rechten?

Findet man zur Antwort: Die Finger der rechten fühlen die Finger der linken, so versucht man, mit den Fingern der linken Hand die Finger der rechten zu spüren. Nun geht man über zu den Daumen, fühlt die Daumen und fragt sich wiederum: Wer fühlt wen? Spürt man mit dem rechten Daumen die Kuppe des linken oder mit dem linken Daumen die des rechten? Lautet die Antwort: Der rechte Daumen fühlt den linken, so versucht man, den rechten Daumen mit dem linken zu spüren.

Nun zur Fühlung von Händen und Bauch: Fühlt man

mit den Händen den Bauch oder mit dem Bauch die Hände? Auch hier sind wieder beide Antworten möglich. Oder, wenn die Hände tiefer liegen, d. h. die Handgelenke auf den Oberschenkeln, werden dieselben Fragen mit Bezug auf Handgelenk und Oberschenkel gestellt. Das Spüren der Finger, der Daumen, von Händen und Bauch bzw. Händen und Oberschenkeln geschieht im Rhythmus des Atems.

Nun wendet man sich von den Händen ab und dem Atem zu und spürt, wie das Zwerchfell sich im Atem bewegt: etwa eine halbe Minute lang. Wieder zurück zu den Händen: Man stellt sich dieselben Fragen, ganz ruhig, und verwendet je 1 Minute auf Finger, Daumen, Hände und Bauch, Hände und Oberschenkel.

Man erfährt, daß die Unterscheidung der rechten von den linken Fingern, des rechten von dem linken Daumen, der Hände vom Unterbauch bzw. von den Oberschenkeln etwas schwieriger geworden ist. Man spürt mehr die Flächen der Berührung als die sich berührenden Glieder. Immer schwerer wird es, diese voneinander zu unterscheiden.

Nun wendet man sich wiederum von den Händen ab und dem Atem zu. Der Atem schwingt ganz ruhig und wird im Dreierrhythmus wahrgenommen. Man nimmt ihn wahr um die Hüften herum, im Kreuz, im ganzen Leib: Kurz, man beschäftigt sich ein bis zwei Minuten eindringlich mit dem Atem. Noch einmal kehrt man zurück zu den Händen mit der alten Frage: Wer fühlt wen? Doch nun ist es kaum oder gar nicht mehr möglich, diese Frage zu beantworten. Es ist nur ein unbestimmtes Gesamtgespür da: Da ist zwar etwas, aber das läßt sich nicht mehr unterscheiden in rechts und links, dies und das. Es ist eine Einheit, gefüllt mit lediglich ertastbaren Qualitäten.

Verweile ich in dieser unbestimmten Gesamtqualität, dann kommt der Augenblick, in dem auch diese verschwindet, und – das wird unheimlich – dort, wo vorher noch die Hände, die Daumen, die Finger, die Handgelenke, Oberschenkel und Bauch gesondert zu spüren waren, ist mit einem Mal nichts mehr da! Man spürt nach und spürt doch nichts, ein Nichts, voller Leben, das still im Rhythmus des Atems selbst atmet.

Hören Sie nicht abrupt auf, wie Sie sich überhaupt nie aus einer Übung (die ja nur 2–3 Minuten dauert) herausreißen lassen sollten. Wie beim autogenen Training nehmen Sie die Geräusche des Raumes wieder bewußt in sich auf, während Sie sich vor der Übung gesagt haben: Die Geräusche stören mich nicht.

Dann ballen Sie die Hände langsam zur Faust, beugen die Arme straff an, lassen sie entspannt fallen – 3mal –, holen tief Luft und machen die Augen auf.

Auf keinen Fall sollten Sie sich zwischendurch stören lassen.

Zum Abschluß noch eine Erklärung zu dieser Konzentrationsübung: In der 1. Phase tut der Übende etwas; in der 2. Phase geschieht ihm etwas; in der 3. Phase (= Dreierrhythmus) widerfährt ihm etwas – jenseits von Tun und Nichtstun.

In der 1. Phase geht nichts ohne eigenes Bemühen. In der 2. Phase muß das Ich etwas tun. In der 3. Phase erfährt der Übende, daß ganz ohne sein Zutun etwas in der Leerphase auf ihn zukommt, das ihn positiv verändert.

In dieser Stille können noch Ängste oder Gedanken hochkommen. Es dauert oft Jahre, bis man diese Stille wirklich erleben kann. Haben Sie Geduld!

Übungen zum aktiven Atmen

Nach den schon bekannten Übungen wie Dehnen, Schneuzen, Nackenmassage, Schnuppern, Gähnen horchen wir sozusagen dem Zwerchfell nach und versuchen, es zu erspüren. In Bauchlage erspüren wir zum Rücken hin, wohin die Zwerchfellbewegung dehnt: in die Randgebiete, tief in den Rücken, die Lendengegend, zwischen die Schulterblätter?

In Rückenlage erspüren wir, in welche Höhe hinaus, wie tief in den Bauchraum hinein die Bewegung des Zwerchfells nach außen für uns persönlich spürbar ist.

Im Fersensitz – aber den Oberkörper vorgeneigt und die Vorderarme neben dem Kopf auf dem Boden – spüren wir der Lenden- und Leistengegend nach, wie weit die Bewegung des Zwerchfells sich auch bis tief in den untersten Teil des Rückens noch erspüren läßt.

Wir sind »Pferd« (Vierfüßlerstand) und merken, daß in der Lendengegend sich der Leibraum von unten nach oben seitlich dehnt. Man redet dann auch von Flanken- oder Rippenatmung.

Diese Beobachtungen sind wichtig; denn wir spüren auch unsere Verspannungen und Engpässe.

Das Zwerchfell ist also der willentlichen, unmittelbaren Beeinflussung entzogen, denn die Bewegungsvorgänge sind haargenau dem Bedarf angepaßt. Dies ist sehr wichtig, denn wir kommen nun zu der bewußt geführten Atmung.

Zunächst wird das aktive Ausatmen geübt (bis jetzt war das passive Ausatmen vorrangig). Das aktive Ausatmen ermöglicht das Sprechen, Singen und Summen. Dementsprechend muß der Atemapparat gut funktionieren.

Wir machen nun eine Übung, die eigentlich ein Muskeltraining ist, aber gleichzeitig ein sehr deutliches Signal, welche Muskeln sich überhaupt bewegen müssen – beim passiven Ausatmen nicht so deutlich erkennbar wie beim aktiven.

Wir liegen, sitzen oder stehen in der richtigen Haltung und haben die Hände seitlich um die Rippen gelegt und die Handballen angedrückt. Die Finger sind abwärts gerichtet und fühlen die Bauchpartie. Nun beginnen wir mit einem fließenden, nicht gestauten Ausatmen auf »f« oder »sch« und achten erst einmal auf die Bauchdecke. Wir ziehen in der ausfließenden Atmung auf »f« oder »sch« die Bauchdecke bewußt langsam im Rund immer enger, dann drücken wir die Rippen näher aneinander, die Taille wird enger, der Brustkorb hebt sich.

Nach diesem Ausatmen und Engwerden lassen wir langsam los – Hände locker –, der Bauch- und Rippenraum lockern sich, der Brustkorb senkt sich leicht. Dann lassen wir den Atem in den gelösten Bauch-Rippenraum ein – mit der Nase oder mit dem Mund. Dabei darf sich der Brustkorb im oberen Teil nicht bewegen.

Diese Übung ist sehr kräftig. Man macht sie höchstens 3- bis 4mal – dafür öfters täglich bei Sauerstoffmangel und nach längerem Sitzen. Dr. med. Parow empfiehlt sie vor allem dickleibigen Kranken.

Auf die Zeitmaße bezogen, wird für das Einatmen nur ¼ der Zeit benötigt, etwa ²⁄₄ für das Ausatmen und ¼ für die Pause (das Leersein zwischen aus und ein).

Bei so starker Zwerchfelltätigkeit werden das Fassungsvermögen der Lunge und die Restluftmenge vermehrt. Der Inhalt der Bauchorgane wird beim Abflachen des Zwerchfells verringert. Die Leber mit ihren 2 l Blut wird bei einem so starken Einatmungssog fast leergedrückt und anschließend, wenn das Zwerchfell wieder nach oben schwingt, mit frischem Blut versorgt. Magen und Darm werden in ihren Bewegungen angeregt. Die Wirbelsäule wird aufgerichtet.

Dies alles zeigt, daß die Wirkung ungeheuer vielschichtig ist; denn auch andere bewegte Vorgänge im Körper weisen einen 3gliedrigen Rhythmus auf; die Magen- und Darmperistaltik, die Bewegungen in den abführenden Gallen- und Harnwegen, die Gebärmutter beim Geburtsvorgang und auch das Herz mit Zusammenziehung und Erweiterung des Herzmuskels sowie einer Phase, in der es neuen Reizen nicht zugänglich ist.

Ansonsten ist kein Atemzug dem vorhergehenden gleich, denn ständig treten Änderungen in Höhe, Tiefe, Dauer und Form, Erregungsgrad und Störungsweise auf, je nach physischer und psychischer Situation. Aber kurzfristige Rhythmusveränderungen sind völlig normal.

Sowohl anatomische als auch physiologische Merkmale des Atemapparates sind für die Atmung entscheidend. Bei schwacher Wirbelsäule und vorgeneigtem Oberkörper, bei hochgestrecktem Oberkörper und eingezogenem Bauch, bei eingezogener und gehaltener Mitte durch äußeren Einfluß (enge Gürtel, Gummibänder, Hosengurte) oder bei Verzicht auf die Nasenatmung und bei zu starker Mundatmung kann das Zwerchfell nicht genügend »mitatmen«.

Vokalatmungsübungen

Es gibt einen dritten Zustand, der die unbewußte Funktion der Atmung in seinem Rhythmus und seiner Eigenart beläßt und dennoch durch gesammelte Anwesenheit seinerseits in das bewußte Sein eindringt (ähnlich der Meditation).

Dieser Zustand ergibt sich über den Weg der Empfindungsfähigkeit, die, wenn sie geübt und erweckt ist, jede Atembewegung aufnimmt und entsprechend an die anderen Instanzen unserer Leiblichkeit weitergibt.

Das Vokalatemtraining läßt uns die Atmung mühelos vertiefen, außerdem läßt sich bei verkümmerter Zwerchfelltätigkeit durch diese Vokalatmung das Zwerchfell wieder elastisch machen und kräftigen. Es fördert die Konzentration durch die Vorstellung der Vokalform. Nervenschwingungen werden hervorgerufen und der Atem muß bewußt kontrolliert und geschult werden.

Einen Vokal kann man singen, sprechen, denken oder verinnerlichen. Seinen Atem erfahren heißt: den Atem wirklich kommen lassen. Sobald aber nachgeholfen, der Atem »geholt« wird, ergibt sich der gesuchte Raum nicht.

Wir beginnen schweigend, dann lassen wir den Vokal in der Ausatmung tönen. Die Resonanz breitet sich weit über den im Einatmen entstandenen Vokalraum und seine Konturen hinaus aus. Jedoch sind die Klarheit und Eindeutigkeit des Vokalraumes mitbestimmend für große Fülle und die Kraft des Tones sowie dessen Resonanz.

Die Übungsweise am Vokalatemraum gestaltet sich immer so, daß der Vokalatemraum nicht erklärt und genannt wird. Jeder Arbeitende kann also im »a« oder »o« seinen Atembewegungsraum selbst finden. Oft stimmen die Aussagen zunächst nicht überein; wird aber einige Zeit geübt, so ergibt sich ein einhelliges Resultat.

Das nimmt nicht wunder, wenn wir uns vergegenwärtigen, daß einer der geistigen Wege des Ostens in der Gesetzmäßigkeit des Mantra-Yoga erscheint. Ein

Mantra ist ursprünglich ein geistiger Laut und wird als solcher für das der Schöpfung und der Auflösung zugrundeliegende Element gehalten. Ein Mantra übt seine Macht nicht so sehr durch das Ausdrücken irgendeiner Bedeutung aus, sondern – tiefer gehend – durch seine Lautschwingungen. Voraussetzungen sind also: die gesammelte Anwesenheit, das schweigende Schwingen eines Vokals und das Erspüren der Atembewegung.

Die Wirkungen der geschilderten Arbeit sind vielfältig. Einmal haben sie allgemeinen Charakter. Sie wekken Empfindungsfähigkeit, machen das körperliche Gehäuse »durchlässig« und fördern das Unterschiedsbewußtsein. Die individuellen Wirkungen werden mitbestimmt durch den psycho-physischen Zustand des Übenden und haben allein schon durch Tonusveränderungen wandlungs- sowie entwicklungsfördernden Wert.

Der »U«-Raum bildet sich im Becken, ungefähr 4 cm unter Nabelhöhe. Der Raum wird als kompakt und dunkel empfunden, manchmal schwer. Sockelgefühl: Ruhe.

Der »E«-Raum bewegt die Flanken beiderseits der Achselhöhe. Sie schwingen rein seitlich aus und schließen sich nur zögernd beim Ausatmen. Der Einatmungsstrom wird vom unteren Raum (Beckenraum) mit gespeist. Dieser »E«-Raum ist eine horizontal liegende Ellipse und wird als leicht, erweiternd und hell empfunden. Er fördert die Neigung zur Außenwelt und bringt den extrovertierten Antrieb und Wohlgefühl.

Der »I«-Raum ist im oberen Kopf (Hals), Schultergürtel. Er hat Zylinderform (oben begrenzt). Es ist zu empfehlen, nur kurz zu üben, da die »I«-Schwingung sehr dicht ist. Sie wird als sehr hell empfunden (beeinflußt Hirn und Nerven).

Der »O«-Raum wird als spindelförmig empfunden. Die untere Begrenzung ist etwa 2 cm oberhalb des Nabels. Die Spindel ist in die Hohlung des »E«-Vokalraums gestellt und bildet gewissermaßen mit »E« ein Kreuz.

Der »O«-Raum hat einen geschlossenen und umschlossenen Charakter. Er beeinflußt Gemüt und Herz und erscheint als Vokal der Introversion.

Der »A«-Raum umfaßt die gesamte menschliche Gestalt im Abstand von etwa 30 cm gleichbleibend. Der Raum gleicht der Schale eines Eis. »A« wird als sehr umfassend empfunden. Es erfrischt, stärkt und sammelt.

Um Flachatmung zu beseitigen und die Lunge tiefer zu reinigen, empfiehlt es sich, »mmmm«, »aaaa«, »mmmm«, »nnnn« und »aaaa« zu artikulieren.

Auf der »M«-Kette leise ansummen, die »A«-Kette dehnend sprechen, die beiden Konsonanten »m«, »n« in der Mitte deutlich betonen und die »A«-Kette am Schluß sanft im Ton abklingen lassen (eventuell sich dabei abwechselnd nach rechts und nach links wiegen). In »aaaa«, »h«, »aaaa« das »a« leicht hauchend artikulieren, wie in höchster Erleichterung (ohne nachzudrücken). Das wirkt erleichternd und beruhigend.

Mit der folgenden Übung kann man das Zwerchfell gründlich lockern: Einatmen mit geschlossenen Lippen auf »f« wie Wasser schlürfend, ausatmen wieder auf »f« wie Lokomotive spielend, und zwar anfangen mit 3mal »f«, langsam einatmen (keine Brustatmung) und mit 6mal »f« schnell ausatmen, steigern 4mal »f« ein und 8mal »f« aus und 5mal »f« ein und 10mal »f« aus. Pausen, um es wieder atmen zu lassen, wie es will!

Es können auch 2 Vokale nebeneinander geatmet und gesummt werden. Hier gibt es die prächtige Verbindung bzw. Ergänzung von »u« und »i«, von unten nach oben und umgekehrt. Das Zusammenwirken der beiden Räume: des »U«-Raumes als tragende Kraft im Becken und des »I«-Raumes als der sich entfaltende im Kopf, bringt neben anderen Erfahrungen vor allem Kraft für die Aufrichtung der Wirbelsäule. Ebenso natürlich hat das »e« als nach außen wirkender Vokal zu »o« als nach innen wirkendem Vokal tiefgreifende Inhalte.

Mit folgenden Übungen hat man besondere Erfolge gegen die Flachatmung. Außerdem werden die Lungen gereinigt und elastischer. Die Atmung wird mühelos vertieft und mehr Sauerstoff zugeführt, die Stimme kräftiger, Herz, Lunge, Magen usw. werden durch die feine Vibration massiert und die Drüsen angeregt. Nicht zuletzt wird der Atem bewußt kontrolliert und geschult.

Eine Übung, die auch gegen Katarrh der Bronchien, Lungenverkrampfungen und bei Druck auf der Brust wirkt: »haaa«, »aaa«. Das »a« leicht hauchen, wie in höchster Erleichterung, wie Seufzen.

Eine weitere Übung, die »ö«-Vokalatmung, ist bei dickem Leib oder Zwerchfellhochstand anzuwenden: 10mal »ö« mit leichter, wenig Spannung haltender Empfindung, ganz lose und locker aussummen.

Ferner: 4mal »mmmmöööömmmm« leise ansummen, das »ö« dehnend sprechen und mit »m« sanft ausschwingen.

Schließlich: 10mal »wöwöwöwöwöwöwöwöwöwö« in kurzen Wellen ausatmen, die massierende Wirkung kann noch erhöht werden, wenn man bei der Ausatmung den Bauch einzieht.

Die Kreuzmeditation nach Prof. Dürckheim

Zu den Grundsymbolen für alles, was lebt, gehört das Kreuz. Das Kreuz als universales Symbol übergreift das Christuskreuz und wird doch zugleich von diesem, wo es in seiner vollendeten Bedeutung aufgenommen wird, übergriffen.

Die Übung kann mit einem Eindringen in seine universale Bedeutung beginnen und in einer die Meditation vertiefende Identifikation mit dem Erkannten münden.

Meditation des Kreuzsymbols kann aber auch bedeuten – und diese Bedeutung erst liefert einen Beitrag zur lebendigen Verwandlung des Übenden –, innerlich die Bewegung zu vollziehen, deren Spur die dann schaubare Gestalt, das Kreuz, ist.

Der Übende muß bei der Meditation des Kreuzes im Wechsel innerlich eine horizontale und eine sich kreuzende vertikale Bewegung vollziehen. Im Hin und Her von rechts nach links, von links nach rechts und nach allen Seiten, und dann wiederum von unten nach oben und von oben nach unten entsteht ein an sich und in sich erfahrenes Kreuz.

Dieses Kreuz ist mit seinem Mittelpunkt und seinen 4 Richtungen in einer Identifikation mit sich selbst zu erfahren.

Die Frucht einer solchen Meditation, in der man selbst zum Kreuz wird, reift, wo im Vollzug der Übung das ins Innesein tritt, was die Horizontale, die Vertikale und auch der Mittelpunkt symbolisch bedeuten. Der Mensch erfährt sich in einem raumzeitlichen Leben und zugleich getroffen und gerufen von einem überraumzeitlichen Sein.

Fragt man sich, zu welcher der beiden Erfahrungen die Horizontale und die Vertikale gehören, so wird wohl kaum jemand die Horizontale dem überraumzeitlichen Leben und die Vertikale dem Dasein im Raum und Zeit sinnbildlich zuordnen. Die Horizontale ist Zeichen unseres raumzeitlich bedingten Daseins, die Vertikale dagegen Zeichen für die dieses Dasein in jedem Augenblick treffende und durchstoßende Wirklichkeit des Seins.

Diese Bedeutungen sind in der Übung, im Vollzug der beiden Grundbewegungen, zu prüfen. Sinn der Übung ist es, daß der Mensch sich selbst als Kreuz erfährt. Er erfährt sich dann als ein Sichkreuzen der Vertikalen und als Kreuzpunkt selbst. Das kann auch bedeuten, daß die 4 Strahlen des Kreuzes sich in ihm als Zentrum treffen und wieder von ihm ausgehen.

Die Meditation des Kreuzes vollzieht sich in der vierfachen Möglichkeit, das Kreuz zu erleben und zu lokalisieren: Die Lokalisierung ist vage. Von irgendeiner Mitte aus vollzieht sich die Bewegung in 4 Richtungen. Darüber hinaus aber gibt es 3 Ebenen, in denen man sich als Kreuz erfahren kann: als ein Kreuz, das seine Mitte im Becken, im Sacrum, hat; als ein Kreuz, das seine Mitte in der Stirn bzw. in der Nasenwurzel hat; und als ein Kreuz, das seine Mitte in der Höhe des Herzens bzw. in der Gegend des Brustbeins hat, jeweils mitten im Leib.

Die Übung selbst vollzieht sich als eine gerichtete Übung des Atems. Hierbei kann von der Mitte ausgehend die Bewegung in der Horizontalen wie die Bewegung in der Vertikalen mit der Ausatmung verbunden werden, so daß das Einatmen wieder zur Mitte zurückführt. Umgekehrt kann die Einatmung von der Mitte her gesehen nach allen Seiten hin öffnen und das Zurück ins Zentrum mit dem aktiven Ausatmen die Bewegungsgestalt wieder schließen.

Diese Bewegung in die Randgebiete und zur Mitte zurück kann nacheinander längere Zeit von einer vagen Mitte aus und dann von der Mitte des Becken-, Kopf- oder Herzkreuzes vollzogen werden. Die personale Vertiefung, die der Erfolg dieser Übung sein kann, wird davon abhängen, in welchem Maß sich der Übende mit den verschiedenen Bedeutungen der Vertikalen und Horizontalen, ihres Sichkreuzens und dem Kreuzpunkt selbst zu identifizieren vermag, d. h. in sie hineinwächst, oder es vermag, sie in sich hineinwachsen zu lassen.

Es ist ein qualitativ besonderes Erlebnis, wenn man es vermag, sich im atmenden Vollzug der Horizontalen auf die Grundqualitäten des Raumzeitlichen einzuspielen, um sich dann von der völlig andersartigen Qualität des in die Vertikale hineingenommenen Überraumzeitlichen im wahren Sinn durchdringen zu lassen.

Was zunächst nur im Nacheinander geübt werden kann, kann dann zu einem Erlebnis der Mitte werden, in der der Mensch sich sowohl als ein nach allen Seiten ausstrahlendes Zentrum wie auch als eine alles in sich aufnehmende Mitte erfahren kann.

Über das Erleben der radikalen Gegensätzlichkeiten von Vertikaler und Horizontaler kann es zur Erfahrung ihrer unabdingbaren Zueinandergehörigkeit kommen, in der das Leben sich immer wieder in Gestalten offenbart, die alle Gegensätzlichkeit in einem Übergegensätzlichen aufheben.

Zur Bedeutung des Vertikalen und Horizontalen als Zeichen für das überweltliche Sein einerseits, das raumzeitlich bedingte Dasein andererseits, gesellt sich – für den Vollzug der Übung nicht weniger bedeutend – die Bedeutung von männlich und weiblich. Wiederum wird kaum jemand die Vertikale mit dem Weiblichen, die Horizontale mit dem Männlichen verbinden, sondern die Vertikale mit dem Männlichen, die Horizontale mit dem Weiblichen.

Im Vollzug der Übung kann der Übende im horizontalen Schwingen versuchen, sich in seiner Weiblichkeit zu erfahren, in der Vertikalen in seiner Männlichkeit. Je länger er diese Bewegungen in ihrem gegensätzlichen Sinn nacheinander zu vollziehen vermag, um so reicher und tiefer wird das Erlebnis der Mitte sein, das im ständigen Hin und Her, im Rechts und Links, Oben und Unten immer mehr »Profil gewinnt«.

Einige Atemlehren

Funktionelle Atemtherapie – Dr. med. Julius Parow

Dr. med. J. Parow hat als praktischer Arzt in Norwegen gearbeitet und dann ein Kindersanatorium für Bronchialasthmatiker an der Ostsee gegründet. Danach wurde er Leiter eines Instituts für funktionelle Atemtherapie in den Krankenversicherungsanstalten in Berlin-West, jetzt Institut für Atemtherapie der AOK Berlin. Von seiner funktionellen Atemtherapie bei den Krankheitsbildern bzw. Verletzungsfolgen (operative und traumatische) am Atmungsorgan wird hier Gebrauch gemacht. Es gibt eine »Arbeitsgemeinschaft Atemtherapie«, organisiert durch Frau Hilla Ehrenberg.

Seine Theorie, die er auch in Büchern dargelegt hat, wird auch zum Teil angewendet von Krankengymnasten sowie innerhalb der klinischen, universitären Medizin. Man ist dabei streng an der Pathologie und Pathophysiologie ausgerichtet.

Ab 1954 hat Parow in zwei Sanatorien im Schwarzwald selbständig praktiziert, speziell in der Behandlung von Asthma und Emphysem. Daneben betrieb er privatwissenschaftliche Forschungen über die funktionell anatomischen Grundlagen der Atmung. Er starb im Jahr 1985 im Alter von 84 Jahren.

Ich selbst habe anderthalb Jahre in seinen Sanatorien im Schwarzwald unter seiner persönlichen Anleitung die funktionelle Atemtherapie erlernt und bei ihm ein Praktikum absolviert. In meiner seit über 30 Jahren in Düsseldorf bestehenden Atemschule (jetzt: Institut für Atemtherapie, Atemunterricht und Sprecherziehung) habe ich praktische Erfahrungen mit dem Parowschen System erworben, die in nachstehende Zusammenfassung der Atemlehre von Dr. med. Parow eingeflossen sind.

1. Dr. med. Parow weist als erster Arzt auf den Zusammenhang zwischen Körperhaltung und Atmung hin. Er stellt fest, daß eine gute Haltung die Voraussetzung für eine richtige und normale Atmung, d. h. Zwerchfellatmung, ist.
   Diese Voraussetzung fehlt dem Hochatmer, d. h. dem ausschließlichen Brustatmer, den Dr. Parow als fehlatmenden Menschen bezeichnet. Bei diesem weist das Zwerchfell nur eine minimale Bewegung auf.
   Der Brustatmer (siehe Seite 48ff.) hat sehr oft eine Hohlkreuzstellung, wodurch das normale Absenken des Zwerchfells bis zum 2. Lendenwirbel behindert wird, d. h., es wird in seinem Schwingungswinkel behindert und bekommt eine Stoßrichtung nach vorn, also in den Vorderbauch.
   Unter Fehlatmer versteht Dr. Parow ebenfalls den ausschließlichen Bauch- und Rippenatmer.
   Bei richtiger Zwerchfellatmung wird der *gesamte* Rumpf erweitert und verengt.
   Das Zwerchfell ist eine Druck- und Saugpumpe. Durch seine Abwärtsbewegung wird die Luft »hereingeholt« (Sie kennen ja den nach diesem

Prinzip arbeitenden Blasebalg). Die Einatmung darf also nicht selbst getätigt werden.

2. Die zweite Besonderheit der Erkenntnisse Dr. Parows liegt in dem ganz individuellen, auf jeden einzelnen Patienten oder Schüler zugeschnittenen Muskeltraining, das auf gar keinen Fall durch irgendwelche gymnastischen Übungen ersetzt werden kann.
   Bei dem einen müssen z. B. die durch ausschließlich Vorderbauchstütze erschlafften und überdehnten Muskeln gekräftigt werden. Bei dem anderen müssen die durch Hohlkreuzstellung verhärteten und verkürzten Rückenmuskeln wieder beweglich und genügend erweitert werden.
   Die an der Zwerchfellatmung beteiligten seitlichen Bauchmuskeln sowie die im Rücken liegenden Zwischenrippenmuskeln müssen trainiert werden, um ein stärkeres Dehnen und Zusammenziehen zu erreichen. Dann gibt es Schüler, bei denen ganz speziell die Brust- und Rippenmuskeln beweglicher gemacht werden müssen, um bei langen Tönen und Schreien den Brustkorb lange hochhalten zu können.
3. Die Erkenntnisse von Dr. Parow bezüglich der richtigen Stützarbeit unter Ausnutzung aller Möglichkeiten des Zwerchfells, hauptsächlich seinem wichtigen Heben und Absenken im Rückenbereich, werden außerdem im vorliegenden Buch erläutert.
4. Ein großes Verdienst hat sich Dr. Parow auch dadurch erworben, daß er seinen Patienten und Schülern in Dia-Vorträgen seine o. a. Erkenntnisse vermittelte, diesen Laien die Atemfunktion von der naturwissenschaftlichen Seite her erklärte und spä-

ter im Einzel- oder Gruppenunterricht auch anhand von Postern erläuterte.

Diese neue Form der Bewußtmachung der gesunden und richtigen Atemabläufe im menschlichen Körper (siehe auch Seite 120ff.) hat eine große Resonanz gefunden, wie uns die Leser immer wieder bestätigen.

5. Dr. Parow weist auf die richtige Nasenatmung, besonders durch die oberen Luftwege, hin.

   Die Nase hat auf jeder Seite zwei Widerstände, insgesamt sechs Wege, wobei die Benutzung der oberen von besonderer Wichtigkeit ist, da hierdurch die Hypophyse sowie die Ausgangslinien der sympathischen (Leistungs-)Nerven angeregt werden und durch die Widerstände in der Nase die Druckverhältnisse im Körper sich verstärken, was für den Blutkreislauf, den venösen Rückstrom und schließlich auch für die Intelligenz sehr förderlich ist, dies besonders bei Menschen mit sitzender Tätigkeit.

6. Sehr wichtig ist auch, daß Dr. Parow die Zusammenarbeit des Zwerchfells mit dem Beckenboden (Beckenzwerchfell genannt) erklärt und bewußtgemacht hat.

   Diese Zusammenarbeit bewirkt ein Zusammendrücken und Ausdrücken der Bauchorgane, besonders der blutreichen Leber, sowie eine bessere Durchblutung der Sexualorgane, was jedoch bei Hohlkreuzstellung und Brustatmung nicht oder nur reduziert möglich ist. Auch das besonders bei der Frau gewohnheitsmäßige Übereinanderschlagen der Beine ist ein absolutes Hindernis für diese so gesunden Bewegungsabläufe bei Zwerchfell und Beckenzwerchfell.

7. Ein großes Anliegen von Dr. Parow war es, daß die Kinder in den Schulen frühzeitig über Atmung und Haltung informiert würden, um den schrecklichen Haltungsschäden, dem durch Mund-, Kurz- und Hochatmung verursachten Sauerstoffmangel und viel zu großen Ansammlungen von Kohlendioxid vorzubeugen, ihnen die für ihren schwierigen Unterricht benötigte Körperkraft und die erforderliche Sauerstoffversorgung des Gehirns sicherzustellen.
   Hier hatte er die Verhütung der durch Mundatmung verursachten ständigen Erkältungskrankheiten und Bronchitis sowie Bildung von Polypen im Blick, die durch Umstellung der Kinder von Mund- auf Nasenatmung erheblich reduziert bzw. verhindert werden können.

Die willentlich bewußte Atmung – Dr. med. Adolf Hoff

Der Mensch unterscheidet sich von anderen Lebewesen dieser Erde unter anderem durch den Besitz des Bewußtseins und des freien Willens. Das Bewußtsein umschließt das Wissen, also die durch Erfahrung und Forschung erfaßten Richtigkeiten, die unsere Umwelt und uns selbst betreffen. Dem Bewußtsein ist ferner Erkenntnis möglich, d. h. die durch Intuition und Einsicht erlangte Schau des Hintergründigen, des den Sinnen Verborgenen, des Metaphysischen. Der Mensch ist aber auch verhaftet dem Autonom-Vegetativen, das nach naturgegebenen Gesetzen waltet, ferner dem Animalischen, das das Triebhafte umfaßt.

Im pflanzlich-tierhaften Grund wurzelnd, im Geistigen sich entfaltend, sehen wir den Menschen in seiner Geschichte und im einzelnen Individuum wachsen. Diese Evolution ist ein Vorgang der Entwicklung, wobei wir dieses Wort in seiner bildhaften Bedeutung verstehen wollen, nämlich als ein Freiwerden von Wikkeln, ein Herauswachsen aus Bindungen und Fesseln, hin zur geistigen Entfaltung und Freiheit. Entwicklung bedeutet einerseits das Freiwerden aus der unbewußten pflanzlich-tierischen Wesenheit und andererseits Entfaltung und Wachstum der im menschlichen Wesen eingefalteten Möglichkeiten.

Dies vollzieht sich aber nicht autonom gesetzmäßig »von selbst«, sondern erfordert das willentliche Mitwirken des Menschen. Diese Erkenntnis stellt einen Grundstein des Glaubens dar, der allen Menschen gemeinsam ist und unser Tun und Lassen zu bestimmen hat.

Wenden wir uns dem Atem zu. Die Atmung wird vegetativ gesteuert, vollzieht sich autonom, ob wir wach sind, ob wir schlafen, ob wir bewußtlos sind, ja selbst in der Agonie, bis mit dem letzten Atemzug das Leben endet.

Dieser elementare Lebensvorgang zeichnet sich dadurch aus, daß er als einziger vegetativ gesteuerter Vorgang auch bewußt willentlicher Beeinflussung – in den dem Menschen gesetzten Grenzen – zugänglich ist. Diese Möglichkeit nutzen wir vor allem für die Tongebung, also für die Sprache und den Gesang.

Die Atmung formt, bewußt und willkürlich gelenkt, die Sprache, die die akustische Verbindung zwischen den Menschen herstellt. Dieser Aufgabe dienend, ist der Atem mit unserem Ich, mit dem Verstand, mit der Vernunft, mit dem Bewußtsein und unserem Willen verbunden.

Es ist noch weiter zu vermerken, daß der Ablauf der Atmung auch vom Gefühlsleben, vom Empfinden, vom Emotionalen her beeinflußt wird.

Überlassen wir den Atemvorgang nicht einfach dem Sauerstoffbedarf einerseits oder dem Kohlensäureüberschuß im Blut andererseits, sondern suchen wir durch bewußt willentliche Steuerung des Atemstroms eine verbesserte Sprechweise oder eine den Ansprüchen der Kunst genügende Singstimme zu erreichen, so sprechen wir von Atempädagogik.

Der Kräftigung der Atemmuskulatur und Erhöhung der Leistungsfähigkeit dient das Atemtraining. Fehler im Ablauf des Atemgeschehens werden durch die Atemkorrektur behoben. Die Atemtherapie schließlich umfaßt alle 3 genannten Disziplinen mit dem Ziel, krankhafte Veränderungen organischer oder funktioneller Art an den Atmungsorganen selbst oder in den von diesen abhängigen Organsystemen, das sind der Kreislauf, das Herz, die Verdauung einschließlich Leberfunktion sowie das vegetative Nervensystem, zu beseitigen.

Die Fehlatmung ist ein weit verbreiteter Übelstand, der mannigfache krankhafte Störungen funktioneller Art, aber auch wesentliche organische Veränderungen nach sich ziehen kann. Die Symptomatik der Fehlatmung ist vielgestaltig. Bei unserer Arbeit heißt es, daß wir dem Patienten seine Fehler bewußtmachen, ihm behilflich sind, diese Fehler zu unterlassen. Andererseits verhelfen wir ihm durch bewußte Übung, die Abschnitte zu mobilisieren, die bisher nur ungenügend am Atemablauf teilnahmen.

Auch die Koordinierung von Spannung und Entspannung, die wichtige Atempause und damit das Erleben des richtigen, normalen Atemrhythmus lassen wir bewußt erleben und üben, wobei wir der individuellen Eigenart genügend Spielraum lassen.

Von seiten der am Atem interessierten Psychotherapeuten wird darauf hingewiesen, daß die Fehlatmung eine Folge einer fehlerhaften psychischen Verhaltensweise darstellt. Das ist völlig richtig. Es erscheint daher naheliegend, die psychische Fehlhaltung zu korrigieren, womit – so meint man – sich die Fehlatmung von selbst ändert. Das hört sich sehr einfach an, stimmt aber in der Praxis nicht oder nur selten. Der Mensch haftet sehr an seinen Gewohnheiten. Es ist deshalb notwendig, die Fehler und falschen Gewohnheiten abzustellen und das Richtige auszuführen.

Es ist eine überraschende Tatsache, daß man aufhören kann, etwas falsch zu machen, und daß man es statt dessen richtig machen kann, einfach dadurch, daß man es richtig denkt und will. In annähernd 30 Jahren haben wir an Hunderten von Patienten, die sich einer symptomatischen Atembehandlung unterzogen, unter kritischer Kontrolle feststellen können, daß eine psychisch bedingte Fehlhaltung über eine systematische Atemkorrektur zu beheben ist.

Lernt ein gespannter, von zu großem Ehrgeiz oder überbetontem Gewinnstreben gehetzter Mensch das entspannte Ausatmen und das Einhalten der Pause, so wird ihm seine verkrampfte Haltung bewußt. Entspannen läßt sich auf vielen Wegen lernen. Auch das Entspannen, das Sichlösen ist ein Willensakt – zuerst einmal.

Entspannt sich ein Mensch ohne Bewußtsein und ohne Willen, so ist es ein Erschlaffen oder ein Kollaps. Wir müssen das richtige Wollen lernen und dann das Richtige wollen! Wir müssen uns darüber klar sein, daß wir uns von dem unbewußten Zustand des Tieres entfernen und den höheren menschlichen Zustand der bewußten Kontrolle erreichen müssen. Es ist höchste Zeit, sowohl gegen das »Brust raus – Bauch rein« als auch gegen die einseitige Vorderbauchakrobatik entschieden Einspruch zu erheben.

Eine überraschende Tatsache ist noch hervorzuheben: Die Atemkorrektur und Atemtherapie über Bewußtsein und Willen führt in relativ kurzer Zeit zu sehr positiven Ergebnissen. Seit Jahrzehnten lasse ich diese Behandlung im Rahmen einer Kneippkur 3–4 Wochen durch meine Mitarbeiterinnen ausführen, die nach einer modifizierten Methode nach Pfister, ergänzt durch Yoga, vorgehen.

Nach einer kurzen, vorübergehenden Phase der Verwirrung, in der die alten Gewohnheiten mit dem neu Erkannten, Erlebten und Erlernten in Widerstreit stehen, kommt es bald zu dem freudig bejahenden Erfassen des neu Erlernten.

Die Patienten werden von Anfang an dazu angehalten, stufenweise aufbauend das Erlernte auch für sich täglich kurz zu üben. Dadurch werden die Übertragung und die Abhängigkeit vom Therapeuten von vornherein vermieden.

Die willentlich bewußte Atmung bedeutet:

- keineswegs Atmung auf Kommando,
- keine Vergewaltigung des individuellen Rhythmus;
- keineswegs Ignorierung oder Ablehnung des Einfühlens und Erspürens der vegetativen Steuerung der Atmung;
- keine rein somatisch orientierte Mechanisierung des Atemablaufs.

Wissen vom Atem ist nicht einfach nur eine Kenntnis physiologischer Mechanik, es ist aber auch keine esoterische Lehre mit mystischem Einschlag. Was die Atmung unter allen Lebensvorgängen an Bedeutung heraushebt, ist die Tatsache, daß sich hier die Leib-Seele-Einheit – also die Person – am deutlichsten erleben und therapeutisch erfassen läßt. Der mechanisch richtige Ablauf der Atembewegung kann eingeübt werden, und das Haus, der Körper, die äußere Form zum Atemgeschehen ist nun lebendiger, freier geworden. Der Naturatem kann wieder in seiner tiefen Form, Geschwindigkeit und seinem persönlichen Rhythmus auf Leistungsansprüche, Sinnesreize von außen, auf Veränderungen des »innerleiblichen Milieus« und auf Vorstellung wie Gefühle, Ängste, Wünsche usw., kurz auf Bewußtseins-(und Unterbewußtsein)-vorgänge reagieren. Die seelische Lebendigkeit ist ja gebunden an die Ansprechbarkeit des leiblichen Instrumentes.

Die Schule Schlaffhorst-Andersen für Atmung und Stimme und die »fünf Regenerationswege«

Die Schule Schlaffhorst-Andersen für Atmung und Stimme im Jugenddorf Bad Nenndorf ist eine staatlich anerkannte Ersatzschule/Berufsfachschule. Die Arbeitsweise dieser besonderen Schule basiert auf der lebenslangen Forschungsarbeit von Clara Schlaffhorst und Hedwig Andersen.

Wesentliches Anliegen waren beiden die feinen Wechselbeziehungen zwischen dem Atemgeschehen und der menschlichen Stimme, deren naturgegebene Funktionen und tiefe Bedeutung für den Menschen sie durch täglich neue Erfahrungen an sich selbst und an ihren Schülern zu erfassen vermochten.

Sie erkannten, ohne durch das Wissen um parallele Strömungen in den östlichen Kulturen beeinflußt zu sein, daß die Entwicklung organischer Atem- und Stimmfunktionen gleichzeitig eine Persönlichkeitsentwicklung und damit einen Erziehungsweg darstellt.

Sie haben gezeigt, daß die Beschäftigung mit dem Gesang und der Sprache auch bei nicht musikalisch oder sprechbegabten Menschen zu schöpferischen Aussagen führen kann. Da jeder Mensch atmet und ein Stimmorgan hat, ist dieser Weg auch für jeden Menschen gangbar.

Die Atmung des Menschen ist ein vegetativer Vorgang, der willkürlich beeinflußt werden kann. Von dieser Tatsache ausgehend, entwickelten Klara Schlaffhorst und Hedwig Andersen Übungen, mit deren Hilfe sich gestörte Atembewegungen und die damit oft verbundene Ateminsuffizienz mit ihren vielfältigen negativen Funktionen für den gesamten Organismus korrigieren bzw. beheben lassen (Atemtherapie). Darüber hinaus werden die Übungen zur Kräftigung und Verbesserung der gesunden Zwerchfellatmung eingesetzt (Atempflege) und schließlich zur Schulung der Atemfunktion in Richtung auf eine erhöhte Leistungsfähigkeit, wie sie z. B. für den Gesang oder bei der Ausübung von Berufen mit starkem Sprecheinsatz erforderlich wird (Atemschulung).

Bei der Arbeit der Schule Schlaffhorst-Andersen steht das Bemühen um den sogenannten dreiteiligen Atemrhythmus im Mittelpunkt.

Die »fünf Regenerationswege«

Dieser Artikel wurde von Jürgen Ambros ursprünglich als Beitrag für das Info-Heft 1/89 des Vereins für Körperbildung der Dore-Jacobs-Schule in Essen geschrieben. Er erscheint hier in einer gekürzten Fassung und beschreibt einen Teilaspekt der Arbeitsweise Schlaffhorst-Andersen, nämlich die sogenannten fünf Regenerationswege:

Regenerationswege sind diese insofern, als sie über die Verbesserung der Stoffwechselvorgänge die Erneuerungsfähigkeit des Körpers erhöhen. Sie wurden von Clara Schlaffhorst und Hedwig Andersen entwickelt, um heilsam auf die Bereiche »Atmung und Sprechen«, »Atmung und Singen« und »Atmung und Bewegung« einzuwirken.

Das *Kreisen*, als erster in der Reihe der Regenerationswege, wird auf die Urbewegung des Blutkreislaufes zurückgeführt und wird auch benutzt, um auf diesen, zumeist anregend, einzuwirken. Durch die Möglichkeit der Spannungsabfuhr kann es aber auch beruhigend sein.

Diese Beruhigung entsteht vor allem dann, wenn mit dem ganzen Körper gekreist wird oder aber mit Bereichen des Rumpfes (z. B. Becken oder Brustkorb) oder dem Kopf, da diese Bewegungen viel eher zentrierende Wirkung haben als Bewegungen mit den Extremitäten. Dabei ist unter Zentrierung ein Sich-Niederlassen des Bewußtseins im Körperschwerpunkt zu verstehen, den man zugleich als seelische Mitte und Ruhepunkt erleben kann.

Kreisende Bewegungen mit den Extremitäten haben nur dann zentrierenden Charakter, wenn sie mit Bezug zur Körpermitte ausgeführt werden, man z. B. Kreise mit der rechten Hand in die horizontale Raumebene (Tischebene) malt, wobei diese Kreise zum Bauchnabel hin gemalt werden.

Für das Kreisen, die kreisende Bewegung, ist charakteristisch, daß es in eine Richtung führt, keinen Umkehrpunkt hat und trotzdem immer zum gleichen Anfang zurückführt, wie es im »Uroborus«, dem Symbol der sich selbst in den Schwanz beißenden Schlange, versinnbildlicht wird.

Man kann kreisende Bewegungen mit dem ganzen Körper ausführen, mit einzelnen Körperteilen oder aber nur in der Vorstellung kreisende Bewegungen in bestimmte Körperräume hineindenken. Möglich ist auch, mit der Hand oder anderen Körperteilen Kreise in die Luft zu malen oder aber mit einem Stift auf ein Papier. In diesem Zusammenhang sei darauf hingewiesen, daß bei Schlaffhorst-Andersen auch mit sogenannten Atemschriftzeichen gearbeitet wird, wo über das Malen bestimmter Zeichen auf ein Papier zunächst der Atem rhythmisiert wird, um damit auch auf Stimme, Sprache, Gesang heilsam einzuwirken.

Auf der organischen Ebene führt das Kreisen z. B. im Handgelenk zu besserer Durchblutung, besserem Stoffwechsel und dadurch besserer Funktionsfähigkeit der Nerven, Muskeln, Sehnen und Gelenke. Die kinästhetische Wahrnehmung wird verbessert. Die Größe der Bewegung soll sich immer am Bewegungsantrieb des Menschen orientieren, um ein Zusammenspiel von Innen- und Außenbewegung zu erreichen.

Das ganzkörperliche Kreisen bietet durch die Verlagerung des Gleichgewichtes Möglichkeiten, den eigenen Schwerpunkt zu erleben und darüber an Haltungs- und Gleichgewichtsschulung zu arbeiten. Indem der Atem einbezogen wird, kann das Loslassen in einzelnen Körperteilen erleichtert werden. Loslassen gegen den Boden erleichtert wiederum die Streckreflexe und die Aufrichtung nach oben.

Dieses harmonisierende Prinzip des Kreisens zeigt

sich schon seit alters her in der Symbolik des Kreises. Für C. G. Jung führt die Bewegung im Kreis (»circumambulatio«) zur seelischen Mitte des Menschen hin, und das Kreissymbol taucht immer im Unterbewußtsein von Menschen auf, die nach seelischer Krankheit auf dem Weg der Heilung sind. Auch in bestimmten Ritualbildungen alter Völker zeigt sich, daß der Kreis immer dann auftritt, wenn es um harmonisierende und heilende Prozesse geht (magische Kreise von Hexen und Schamanen; kreisende Tänze der Derwische; Kreistänze als Gruppenritual, um die einzelnen Gruppenmitglieder wieder zu reintegrieren).

Das Kreisen in einer Gruppe, wo über die Handfassung ein Kreis gebildet wird, hat über den Weg der Tonusregulation und Tonusimitation auch sozial-integrativen Charakter.

Dem Kreisen folgt, als zweiter Regenerationsweg, das *Schwingen*, das schon zur Rhythmisierung des Atems hinführt.

Im Gegensatz zum Kreisen ändern schwingende Bewegungen ihre Richtung und haben daher einen Umkehrpunkt. Während das Kreisen in Anlehnung an den Blutkreislauf entstand, bezieht sich das Schwingen auf die herein- und hinausschwingende Luft. Schwingen ist immer ein ganzkörperliches Geschehen, bei dem man immer wieder über den Körperschwerpunkt hinaus in die eine oder andere Richtung hinausschwingt. Der eigentliche »Beweger« des Schwingens ist die Luft, und daher stellt sich über diese Bewegungsform sehr schnell ein Gefühl der Leichtigkeit ein.

Die besondere Aufgabe beim Schwingen besteht nun darin, durch bestimmte Positionen bzw. Positionswechsel die einströmende Luft gezielt zu bestimmten Räumen hin auszurichten. Die einfachste Form, obwohl schon an ihr sich hunderterlei Schwierigkeiten zeigen, ist jene, wo man auf beiden Fußsohlen steht, in der Einatmung nach hinten, in der Ausatmung nach vorne schwingt. Läßt man alle Probleme, die sich evtl. aus falscher Haltung ergeben, außer acht, so sehen wir, daß beim Rückschwung sich die Vorderseite anspannen muß, diese sich daher nicht so sehr weiten kann und der Atem daher verstärkt die rückseitigen Lufträume bis tief in die Lungenflügel hinab ausfüllt. Schwinge ich umgekehrt in der Einatmung vor und in der Ausatmung zurück, so lenke ich die Luft stärker in den vorderen Brustbereich hinein. Durch ein wenig Experimentieren läßt sich leicht eine Fülle der verschiedensten Übungen entwickeln.

In ihrer differenzierten Weiterentwicklung erhöht sich der Schwierigkeitsgrad dieser Bewegungsform, indem etwa ein Partner oder ein Gerät hinzugenommen wird oder das Schwingen auf eine ganze Gruppe ausgeweitet wird.

Schwingen hat auch den Effekt, auf Haltung und Bewegung einzuwirken, und wird, außer zum Ordnen der Luftführung, genutzt, um über die bessere Luftführung eine bessere Stimmgebung und daraus resultierend eine ökonomische Art des Sprechens und Singens zu erüben.

In Ihrem Aufsatz »Aufnehmen – Abgeben – Lösen, Gedanken zum *Rhythmus*«, äußert sich Verena Rauschnabel zum dritten Regenerationsweg der Schlaffhorst-Andersen-Arbeitsweise:

»Der physiologische Atemrhythmus als zentraler Orientierungspunkt bei aller Stimm- und Bewegungsarbeit weist die Richtung zum Verständnis der übrigen physiologischen Funktionen. Clara Schlaffhorst und Hedwig Andersen haben erstmals die Dreiteiligkeit des Atemrhythmus erfahren und sodann als allgemein physiologische Gesetzmäßigkeit erkannt und gelehrt. Dies war ein jahrzehntelanger Gegensatz zu der bis vor kurzem üblichen Meinung in der Schulmedizin. Der Bewegungsablauf des Zwerchfells mit seiner Zusammenziehung, Streckung und Lockerheit wird zum Modell für das Verständnis der gesamten Grob- und Feinmotorik. Dreiteiligkeit bezogen auf den Atemrhythmus heißt: Ein – Aus – Pause. Das bedeutet nun, daß die Ruhe- und Leistungsfunktionen des Körpers jetzt nicht mehr als zweiteiliger Takt (z. B. Saugen und Stoßen oder Systole–Diastole) verstanden werden, was letztlich zu einer Erschöpfung führen würde, sondern es wird eine regulierende dritte Phase angenommen, die sich in der praktischen Arbeit und schließlich auch in der medizinischen Forschung im großen und ganzen bestätigt.«

Der Regenerationsweg des Rhythmus hat zum Hintergrund die Erfahrung, daß eine dreiteilige Bewegung erholsamer ist als eine zweiteilige. Das Zwerchfell steigt in der Einatmung scheinbar hinab, es zieht sich zusammen. In der Ausatmung löst es sich wieder, streckt sich also scheinbar nach oben und bleibt dann in einer dritten Phase, der Lockerheit. Bei der Lunge haben wir dagegen eine Ausdehnung in der Einatmung (scheinbar streckt sich die Lunge), ein Zusammenziehen in der Ausatmung und dann wieder die Lockerheit in der Pause.

Ich persönlich finde die Ausdrucksweise: Zusammenziehung, Streckung und Lockerheit manchmal etwas verwirrend, wenn ich den Funktionsablauf von Zwerchfell und Lunge vor Augen habe. Man muß bei dieser Terminologie beachten, daß oft so über die Tätigkeit der Organe gesprochen wird, wie man diese empfindet, was sich manchmal nicht mit dem physiologischen Ablauf deckt, denn die Lunge z. B. streckt sich ja nicht wirklich. Mir ist daher die Bezeichnung Ausdehnung statt Strecken einsichtiger.

Stellt man nun die Bewegung der Lunge neben die des Zwerchfells, so ergibt sich folgendes Schema:

Atemphase	Zwerchfell	Lunge
Einatmung	Zusammenziehung	Streckung (Ausdehnung)
Ausatmung	Streckung (Ausdehnung)	Zusammenziehung
Pause	Lockerheit	Lockerheit

Wie schon gesagt, ist eine dreiphasige Bewegung erholsamer als eine zweiphasige. Man kann das sehr leicht überprüfen, indem man im Liegen das Heranziehen und Wegstrecken des Beines einmal zwei- und einmal dreiphasig ausführt.

In der zweiphasigen Bewegung ziehe ich das Bein heran und strecke es wieder von mir weg. Diese Bewegung kann ich nur eine begrenzte Zeit ausführen, und sie macht eher unruhig, vor allem, wenn ich auch noch den Atem an die Bewegung koppele.

Lasse ich aber nach dem Wegstrecken des Beines dieses ganz am Boden zur Ruhe kommen, den Fuß nach außen fallen, so findet immer wieder eine Regeneration statt, in der sich neue Kräfte sammeln können. Dies ist vor allem dann der Fall, wenn ich den Atem in seinen drei Phasen damit verbinde, was noch den zusätzlichen Vorteil hat, daß ich den Atemrhythmus bewußt werden lasse und so die Außenbewegung der Innenbewegung angleiche.

Eine solche regenerierende Bewegungsübung kann

mit allen Körperteilen ausgeführt werden. Betrachtet man noch einmal das vorgenannte Schema, so kann man sehen, daß solche atemrhythmischen Bewegungen im Zwerchfell- und im Lungenrhythmus durchgeführt werden können.

Ein Beispiel für eine Armbewegung im Zwerchfellrhythmus ist das Heranziehen des Armes in der Einatmung, das Wegstrecken des Armes in der Ausatmung und das Lockerlassen in der Pause. Die Armbewegung im Lungenrhythmus beginnt mit dem Strecken des Armes in der Einatmung und führt über das Heranziehen des Armes in der Ausatmung zum Lockerlassen in der Pause.

Die Arbeit über den Weg des Rhythmus wird auch übertragen auf die Bewegung von Kiefer, Lippen und Zunge und hat auch eine Bedeutung bei der Erarbeitung bestimmter Laute. Auf diese Punkte will ich hier aber nicht näher eingehen.

Der Regenerationsweg *Atmen* bezieht sich hauptsächlich auf Atemübungen von Leo Kofler in dem Buch »Die Kunst des Atmens« (Bärenreiter-Verlag), das im Jahre 1912 von Clara Schlaffhorst und Hedwig Andersen veröffentlicht wurde. In dem Buch findet man neben den Atemübungen auch Hinweise auf:

- die Atmung im alltäglichen Leben
- die Atmung beim Singen
- die Atmung beim Sprechen.

Als letzter in der Reihe der Regenerationswege steht dann das *Tönen*. Tönen ist derjenige Vorgang, bei dem, auf dem Hintergrund eines bereits rhythmisierten Atems, die Stimmlippen in Bewegung versetzt werden und die daraus resultierenden Schwingungen sich im ganzen Körper ausbreiten. An den sich mehr oder weniger ausbreitenden Schwingungen kann man erkennen, inwieweit einzelne Körperpartien durchlässig sind oder nicht. Über die sich ausbreitenden Schwingungen erreicht man zugleich ein Lösen der verspannten Bereiche. Die Durchblutung verbessert sich mit allen Folgen, die bereits bei der verbesserten Durchblutung durch das Kreisen genannt wurden.

Je nachdem, mit welchen Lauten das Tönen vorgenommen wird, kann man unterschiedliche Bereiche des Körpers ansprechen. Das »M« spricht andere Resonanzräume an als das »U« usw.

Das, was man als Ergebnis der Tätigkeit »Tönen« hören kann, das individuelle Timbre, das sich aus Körperform und -beschaffenheit, der Art und Weise der Durchlässigkeit, der geistigen und seelischen Verfassung usw. ergibt, wird als »Tönung« bezeichnet.

All diese Arbeitswege dienen letztlich der gesunden und ökonomischen Stimmgebung und führen hin zu Formgestaltungen im Sprechen und Singen, wo die Ausdrucksfähigkeit über Lieder, Gedichte, Textrezitationen usw. geschult wird.

Die Schlaffhorst-Andersen-Arbeit findet Anwendung in den Bereichen:
- Stimmtherapie
- Atemtherapie
- Sprech- und Sprachtherapie
- Gesundheitsvorsorge und Gesundheitserziehung
- gestalterische Arbeit, z. B. Sprecherziehung für Schauspieler.

Die integrale oder ganzheitliche Atemschulung – Klara Wolf

Frau Klara Wolf arbeitet mit dem bewußten Atem. Sie will mit ihrer Atem- und Körpererziehung den *ganzen* Menschen erfassen und ins Gleichgewicht bringen. Sie geht von dem Grundsatz aus, daß eine vorgeschriebene Bewegung oder Technik, gleich der mit ihr einhergehenden Atmung, dem Eigenrhythmus des Menschen angeglichen und auf der vorhandenen Grundspannung aufgebaut werden kann. Daher kann man für deren rhythmisch-dynamische Gestaltung beim Ansagen der Übungen sowohl vom Atmungs- als auch vom Bewegungsablauf ausgehen.

Bei einer Bewegungsansage bringt man im Rhythmus des Sprechens gleichzeitig den Atemrhythmus zum Ausdruck. Er ist im Tonfall, in der Modulation der Worte, die die verschiedenen Sequenzen der Bewegung markieren, impliziert. Der Rhythmus der Atmung wird dadurch ständig in seiner Eigenständigkeit und Anpassungsfähigkeit angesprochen und bleibt gleichwertiger Partner der Bewegung.

Frau Klara Wolf schreibt in ihrem schon genannten Buch »Integrale Atemschulung« S. 194f.:

»Angesichts der stets wachsenden Anforderungen, die das moderne Leben an den Einzelnen stellt, ist es lebenswichtig und womöglich für ihn eine Existenzfrage, die Gesundheit und Leistungsfähigkeit mit natürlichen Mitteln zu erhalten und nicht nur körperlich fit zu bleiben, sondern seine Lebensqualität auch auf seelisch-geistiger Ebene so zu erweitern, daß er trotz der Belastungen im Lebenskampf noch ein Entwicklungssoll erfüllt, das ihn innerlich bereichert und den Sinn seines Daseins erkennen läßt.

Lebensqualität, auch als Leistungsvermögen, Widerstandskraft, Antriebsstärke, Anpassungs- und Regenerationsfähigkeit definiert, ist vorhanden oder entsteht, sobald alle Organe vollwertig funktionieren und geordnet zusammenarbeiten. Es setzt voraus, daß in den winzigen »Kraftwerken« sämtlicher Körperzellen die erforderliche Energie für ihre Lebensleistungen und ebenso für die seelisch-geistigen Lebensäußerungen des Menschen erzeugt wird.

Bei geschulter und reaktionsfähiger Atmung, geregeltem Kreislauf und systematisch betriebener Körperübung ist die Versorgung des Zellstaates mit Sauerstoff und Betriebsstoffen gewährleistet und die Energieproduktion den Erfordernissen im Organismus gemäß.

Erhebungen haben allerdings gezeigt, daß 90 % der Zeitgenossen der industrialisierten Gesellschaft ungenügend oder verkehrt atmen, kreislaufgestört sind und sich zu wenig bewegen.

Mangelversorgung der Zellen und das Fehlen von physiologisch notwendigen Bewegungsreizen – dazu Kräfteverschleiß und psychischer Streß – haben dazu geführt, die Verhältnisse im Energiehaushalt des Körpers durcheinanderzubringen. Die Wechselwirkungen zwischen Atem-Kreislauf und Zellstoffwechsel spielen nicht mehr situationsgerecht. Der Energieverlust wird nicht mehr ausreichend durch oxidative Energiebildung wettgemacht.

Zunächst muß die Atmung aufgearbeitet und die nervlich-psychische Spannung mit leicht faßlichen adäquaten Bewegungsübungen ausgeglichen werden. Später kommen Übungen mit mannigfaltigen Trainingsreizen hinzu, um die Tätigkeit und Zusammenarbeit aller anderen Organsysteme zu optimieren. Auf diese Weise gewinnt der Organismus und Mensch die gewünschte Anpassung an die Ansprüche des alltäglichen Lebens.«

»Der erfahrbare Atem« – Prof. Ilse Middendorf

Wir lassen den Atem weder unbeachtet und unbewußt ablaufen, lassen »Es« in uns atmen, noch greifen wir vom Willen her in seinen Ablauf ein, indem wir den Atem holen und führen. Wir bemühen uns um ein Drittes: den erfahrbaren Atem. Dieser Atem wird vom Unterbewußtsein gesteuert, aber wir erleben ihn mit. Wir lassen ihn nicht vollkommen unbewußt ablaufen, sondern versuchen, ihn wahrzunehmen. Wir machen uns den Atem bewußt, aber nicht über unser Kopfbewußtsein, indem wir vom Kopf her beobachten, wie »Es« in uns atmet, sondern wir nehmen ihn in unser Empfindungsbewußtsein auf.

Wir unterscheiden 3 Atemräume:

- den unteren Raum, der Becken und Beine umfaßt,
- den mittleren Raum, der vom Nabel bis zur 6. Rippe reicht,
- und den oberen Raum, der Schultergürtel, Arme und Kopf einbezieht.

Im Laufe der Atemarbeit lernen wir die 3 Räume in ihren unterschiedlichen Qualitäten und seelischen Bedeutungen kennen. Wir lernen, mit diesen Kräften umzugehen.

Der untere Raum

Im unteren Raum liegt die Quelle der Elementarkraft. Wenn man den stabilen, kräftigen Bau des Beckenrings betrachtet, so zeigt sich schon von der Anatomie her, daß hier Raum für eine große Kraft ist.

Das Becken ist die Basis unserer Aufrichtung, aus dem Halt der tragenden Beckenkraft erwächst gute Haltung. Kein Sich-halten-Müssen, Festhalten oben, um Haltung zu bewahren, sondern ein Gehalten-Werden, Getragen-Werden von unten und dann ein organisch müheloses Emporwachsen.

Die schöpferische Kraft des aufsteigenden Atems

Wir lassen durch Sammlung den Einatem im unteren Raum entstehen, er bündelt sich im Hara-Zentrum zur Kraft, steigt dann an der Wirbelsäule hoch und sucht sich im oberen Raum ein Ventil. Es gibt verschiedene Zentren, durch die die Ausatmung entweichen kann: durch den Mund, die Ohren, das Hinterhauptloch und die Nase.

Entsprechend der Qualität des unteren Raumes ist auch die Kraft des aufsteigenden Atems von dort mächtig, vital und impulsiv. Die Atemkraft richtet uns auf und läßt uns in Erscheinung treten, gibt Kraft für die Welt.

Das Loslassen im absteigenden Atem

Der absteigende Atem wird am deutlichsten aus dem oberen Raum erfahrbar. Von dort fließt er hinunter zum Beckenboden, zu den Füßen und über sie hinaus in den Boden.

Der absteigende Atem hat eine andere Qualität als der aufsteigende: Er ist sanft, ruhig und meditativ, während der aufsteigende Atem kräftig, vital und elementar ist. Der absteigende Atem hat eine sanfte Kraft, er rieselt langsam nach unten, während der aufsteigende Atem dynamisch ist und nach oben drängt. Der absteigende Atem gibt Ruhe und Geborgenheit. Alles Belastende kann nach unten abgegeben werden, an die tragende Kraft im Becken.

Die zentrierende Kraft des horizontalen Atems

Der auf- und absteigende Atem bringt die Senkrechte in die Erfahrung. Der horizontale Atem spricht die waagerechte Achse an: Beim Einatmen weiten sich die Körperwände nach außen, schwingen dann zurück, und der Ausatem fließt nach innen.

Der mittlere Raum

Im unteren Raum herrschen also kollektive Kräfte – der mittlere Raum ist der persönliche Raum, hier ist der Sitz des Ichs.

Im mittleren Raum verfeinern sich die elementaren Triebe des unteren, hier ist der Raum des Gemüts mit dem ganzen Spektrum persönlicher Gefühle – Liebe, Haß, Freude, Trauer, Schmerz, Wut. Im Alltag kann man immer wieder erleben, wie seelische Spannungen einem Menschen auf den Magen schlagen oder eine unangenehme Situation ihm an die Nieren geht. Die Sprache gibt hier einen deutlichen Hinweis, daß Gemütsregungen ihren Sitz im mittleren Raum haben.

Der obere Raum

Im oberen Raum finden die Kräfte, die sich in der Mitte gesammelt haben, ihre Verwirklichung. Es ist der Raum der persönlichen Entfaltung: Hier trete ich in Erscheinung und stelle mich der Welt.

Die Entwicklung des oberen Raumes im Laufe der Atemarbeit ist rein äußerlich stark nach vorne oder hinten eingezogen. Man verkriecht sich. Allmählich öffnet sich der obere Raum in die Breite, und allmählich kommt die Sicherheit zu sagen, hier bin ich.

Die Einheit der Räume – Korrespondenzräume

Die drei Räume gehören eng zusammen, einer baut auf dem anderen auf. Dieser Aufbau läßt sich gut darstellen am Bild des Baumes. Im unteren Raum liegen die Wurzeln, die elementaren Kräfte, aus ihnen wächst im mittleren Raum der stabile Stamm, die Ich-Kraft, die sich dann im oberen Raum zur Baumkrone – zur Persönlichkeit – entfaltet.

Durch die horizontale Atemweise werden die beiden Elemente Raum und Zentrum besonders deutlich erfahrbar. In der Einatmung bildet sich der Raum, in der Ausatmung fließt der Atem in das Innerste des Raumes, es entsteht ein Kern, eine Konzentration von Kraft. Der horizontale Atem bildet ein Zentrum und reichert es an. Raum und Zentrum bedingen sich gegenseitig: Je größer der Raum ist, desto stärker komprimiert sich seine Kraft im Zentrum. Je kräftiger das Zentrum ist, um so mehr kann ich mich im Raum entfalten, ohne den inneren Anschluß zu verlieren.

Die Zusammensetzung der Atemweisen

Es ist möglich, verschiedene Atemweisen gleichzeitig zu üben. Man kann zum Beispiel den auf- und absteigenden Atem in einer Form zusammenfassen. Man läßt die Einatmung im mittleren Raum entstehen und die Kraft dann von der Mitte an sowohl nach unten wie nach oben fließen. Diese Gegenbewegung erzeugt eine sehr starke Aufrichtung und gleichzeitig ein deutliches Mittengefühl.

Übt man vorher von der Mitte ausgehend erst einzeln nur den auf- bzw. absteigenden Atem, so ergibt sich bei der Zusammensetzung beider Atemweisen eine sehr interessante Erfahrung: War bisher z. B. beim aufsteigenden Atem die gesamte Kraft nach oben geströmt, so fließt die eine Hälfte der Kraft nach oben, die andere Hälfte nach unten. Das Kraftmaß an sich bleibt dasselbe, nur die Richtung ändert sich. Diese Erfahrung ist ein Beweis für die Realität des Kraftstroms.

Es ist auch möglich, alle drei Atemweisen zu kombinieren, d. h. innerhalb von drei Atemzügen einen aufsteigenden, einen absteigenden und einen horizontalen Atem zuzulassen. Dabei entstehen sowohl die vertikale wie auch die horizontale Achse, in deren Schnittpunkt das Ich liegt. Wenn es ihm gelingt, die polaren Kräfte zu integrieren und die Gegensätze zu einem Dritten zu vereinigen, dann entsteht Mitte. Als Symbol erscheint die Vierung des Kreises, das Zeichen eines gelungenen menschlichen Entwicklungsprozesses.

Vorbereitung auf schmerzarme Entbindung – Dr. med. Read

Als ich 1958, von Dr. med. Grandel Dick Read persönlich dazu autorisiert, seine Methode der Vorbereitung auf eine schmerzarme Entbindung in Westdeutschland einführte, war die *Atemhilfe* bei der Geburt eine ganz wesentliche Aufgabe bei den unterschiedlichsten Voraussetzungen, die die Schwangeren mitbrachten. Die Brusthochatmung stellte dabei eines der größten Hindernisse dar, eine Geburt über 6–7 Stunden zu meistern. So entschloß ich mich, schon ab dem 4. Monat gewisse Atemtechniken neben Haltungsübungen, die ja für die *richtige Zwerchfellatmung* unbedingt nötig sind, mit den Schwangeren zu üben. Mutter und Kind profitierten davon nun schon frühzeitig, und das Training für eine möglicherweise langwierige Geburt war dadurch auch gegeben.

Als sich 1963 der Rektor der Universität Düsseldorf, Prof. Dr. Reinhold Elert, sehr stark für die Vorbereitung auf Entbindung nach der Methode von Dr. G. D. Read in der Universitätsfrauenklinik in Düsseldorf einsetzte, mußten wir, die Krankengymnastin Marlis Lugossy und ich, einen sehr großen Zustrom von begeisterten Schwangeren bewältigen, dabei ging jede, vor allem was den Atem betraf, ihren persönlichen Ansichten und Wegen nach, was ja auch heute noch der Fall ist.

Für mich auffallend war die oberflächliche und kurze Atmung, die die ängstliche, nicht oder zu kurz vorbereitete Gebärende bevorzugt. Dieser für die Angst charakteristische Atemtypus führt nach kurzer Zeit zu einem Sauerstoffdefizit und Erschöpfung. Da aber der vermehrte Energieverbrauch bei der Wehe eine erhöhte Sauerstoffzufuhr nötig macht, übte ich allmählich eine *größere Atemtiefe* bei verringerter Frequenz ein.

Über den Wert der Atmung für das Kind und für alle Organe und Funktionen des menschlichen Körpers brauche ich mich hier wohl nicht zu äußern.

Da der Atem als einzige Funktion des Körpers sowohl autonom verläuft, als auch vom Willen steuerbar ist, übte ich, nachdem die Atmung allein eingesetzt hatte, eine *bewußt geführte Atmung* ein, um diese zu vertiefen und in die richtigen Wege zu leiten, d. h. von der Brust- in die Zwerchfellatmung.

Um die Schwierigkeiten mit der Zwerchfellatmung zu verringern, ließ ich durch Auflegen der Hände seitlich auf Rippen und Oberbauch die Aufmerksamkeit auf diese Körperregion – die Mitte – lenken und nicht, wie in der ersten Zeit meiner Tätigkeit, auf die Bauchatmung.

Durch meine persönliche Anwesenheit bei unendlich vielen Geburten hatte ich die Möglichkeit festzustellen, daß die Frauen, wenn sie auf die Bauchatmung geschult waren, diese bei der Geburt zu heftig ausübten, wobei sie subjektiv eine ungeheure Erleichterung empfanden, daß aber die meisten Hebammen diese Atmung für die Tätigkeit der Gebärmutter als störend erachteten.

Nach einem zusätzlichen Lehrgang der Lamaze-Methode in Paris entschied ich mich nur noch für die *Zwerchfell- und Hechelatmung* bei der Geburt. Denn während der Geburtsarbeit muß der Druck der Bauchdecke und des Zwerchfells von der Gebärmutter möglichst ferngehalten werden. Dies verlangt eine elastische Führung durch den unteren Rippenrand, an dem das Zwerchfell ja angewachsen ist, und durch die schrägen Bauchmuskeln. Dies wiederum bedingt ein spezielles Muskeltraining. Nach Einübung des bewußt geführten Atems – also mit der spontanen Einatmung beginnend – gelingt es den Frauen mit der Zeit, ihren *eigenen* Atemrhythmus zu finden, der sich allerdings unter den individuellen Schmerzempfindungen bei der Geburt oft sehr schwer einhalten läßt. Dadurch wird sich eine streckenweise bewußte Atmung wieder als hilfreich erweisen.

Aus 30jähriger Erfahrung möchte ich hier feststellen, daß auch bei der Geburt die physiologische Atmung die richtige ist, also entweder Nase ein – Nase aus oder Mund ein – Mund aus. Nur nach Beendigung der Kontraktion sind ein bis zwei Seufzer Nase ein – Mund aus wichtig.

Warum nicht während der Kontraktionstätigkeit Nase ein – Mund aus? Die durch die Nase, vor allen Dingen durch die oberen Nasengänge, eingeatmete Luft regt die Hypophyse und viele Nerven, die oberhalb der Nasengänge liegen, an. Atmen wir durch die Nase wieder aus, so wird durch die ausströmende wärmere Luft diese Anregung besänftigt. Das ist von ausschlaggebender Wichtigkeit bei langwierigen Geburten. Diese Besänftigung geschieht jedoch nicht bei Nase ein – Mund aus. Da bei Mund ein – Mund aus der Mund sehr trocken wird und die Kaltluft direkt in die Lungen strömt und Hustenreiz erzeugt, habe ich eine andere Atmung als außerordentlich hilfreich empfunden, nämlich die *gleichzeitige Mund- und Nasenatmung.* Diese Atmung ist sehr sanft und leicht, sehr anregend und doch beruhigend und entspannend.

Der Mund sollte ein klein wenig geöffnet sein und die Zungenspitze leicht den Gaumen berühren. Jetzt atmen wir sehr sanft und leicht durch Mund und Nase, ohne dabei allzusehr auf den genauen Ablauf des Atems zu achten, d. h. darauf, ob zuerst durch Nase und dann durch Mund oder erst durch den Mund und dann durch die Nase geatmet wird.

Es ist dabei wichtig, die Kehle und den Bauch zu entspannen. Dann achten wir darauf, daß wir beim Einatmen allmählich langsamer werden und die Ausatmung genauso langsam durch Nase und Mund heraus*fließen* lassen. Werden die Wehen sehr heftig, so kann man über kurze Zeit, d. h. auf dem Höhepunkt der Wehe, ein klein wenig das Einatmen betonen, aber sanft und langsam. Wenn die Wehe sich dem Ende nähert, sollte man mehr auf die Ausatmung achten und nach der Wehe die Erleichterungsatmung Nase ein – Mund aus (2–3mal) nicht vergessen.

In der Austreibungsperiode wird in den meisten Fällen den Frauen klargemacht, daß zu einem wirkungsvollen Pressen das Zwerchfell durch maximale Inspiration tief gestellt und durch Anhalten der Luft und langsam ansteigende Kraftanstrengung der Preßakt unterstützt werden soll.

Ich unterstütze aber auch die Ansichten der Schweizer Therapeutin Liselotte Kuntner, wonach an dieser Preßtechnik zu viele Atemmuskeln beteiligt sind, da es oft schwierig zu sein scheint, ausdauernd und gezielt zum Beckenausgang zu pressen. Die Aufforderung zum tiefen Einatmen zu Beginn einer Preßwehe wäre ein Störfaktor im Atemmechanismus und sollte vermieden werden. Das tiefe Luftholen sollte man also vermeiden und statt dessen eine kürzere Mitte-Zwerchfelleinatmung ausführen und während des Pressens die vorhandene Luft gebremst ausatmen, d. h. leise und nicht forciert durch die Lippen blasen.

Die Erfahrungen mit der *gebremsten Ausatmung,* die bei einer Reihe von Naturvölkern angewandt wird, zeigen, daß hierdurch die Austreibungsphase erleichtert werden kann.

Daß ich für eine Geburt im Sitzen plädiere, ist selbstverständlich.

Intuitives Atmen – Karl Scherer

Jeder Mensch ist mit dem einen oder anderen menschlichen Dilemma wie Überlebenskampf, Krankheit, Einsamkeit, Leiden und Sterblichkeit konfrontiert. Obwohl niemand diesen Bedingungen entfliehen kann, können wir überraschenderweise Freiheit inmitten solcher Bedingtheiten entdecken.

Das Intuitive Atmen findet im Geist der intensiven Meditationsretreats der großen Traditionen und der spirituellen Camps der Indianer statt. In einer Atmosphäre intensiver Übung findet der Teilnehmer in der Stille Zeit für sich.

Das Training gliedert sich in mehrere Phasen:

1. Introspektion	–	Wie bin ich geworden, was ich bin?
2. Illumination	–	Wer bin ich? Direkte Erfahrung des wahren Seins und Befreiung von falschen Vorstellungen
3. Transformation	–	Wie versöhne ich mich mit meinem Schatten und mache aus Grenzen Berührungspunkte?
4. Manifestation	–	Wohin gehe ich? Verwirklichung im Alltag

Beim Intuitiven Atmen wird auch mit verschiedenen Meditations- und Kommunikationsübungen und der Enlightenment Intensive-Struktur gearbeitet. Indianische Rituale dienen der Reinigung von Körper, Geist und Seele. Besonders förderlich ist dabei Karl Scherers klare und unkonventionelle Art, die »eine Wahrheit« in allen Traditionen, frei von Verpflichtungen an eine bestimmte Weltanschauung, zu vermitteln.

Die AFA: Arbeits- und Forschungsgemeinschaft für Atempflege e.V.

AFA steht für Verband der Atemlehrer und Atemtherapeuten, eine Arbeitsgemeinschaft für Spezialisten und Ausbildungsstätten.

AFA-Mitglieder dürfen ihre Berufsbezeichnung nur dann führen, wenn sie über eine qualifizierte Ausbildung und Praxiserfahrung verfügen. Das ist in der Satzung und der Prüfungsordnung festgelegt.

Atem-Übungsprogramm von Margot Scheufele-Osenberg

Bei den nun folgenden Übungen handelt es sich um ein hausinternes Übungsprogramm, das ich seit Jahrzehnten bei den sehr unterschiedlichen Schülern und Patienten, in den letzten Jahren auch bei Instrumentalisten und Sängern, mit großem Erfolg individuell anwende.

Die Diagnostizierung einer Fehlatmung erfolgt nach Dr. med. Parow, indem ich die Person nach dem Laufen, während des Sprechens und in Ruhestellung auf ihre Atemreaktionen prüfe. Hieraus ergibt sich das individuelle Muskeltraining, das sich daran anschließt.

Es betrifft die Streckmuskeln am Vorderbauch, die schrägen Bauchmuskeln an der Seite des Leibes bis zum Rücken, die oft durch eine Geburt überdehnte Beckenbodenmuskulatur – auch Beckenzwerchfell genannt – sowie die durch Hohlkreuz verhärteten Rükkenmuskeln, die so wichtig sind für die Beweglichkeit des Zwerchfells, da dieses tief im Rücken angewachsen ist. Dazu kommen die Parowschen Muskeltrainingsübungen des oberen Brustkorbes. Die Rippen lassen sich nur mit Hilfe ihrer an der Wirbelsäule liegenden Hebeelemente heben und senken, wodurch der Durchmesser des Brustkorbes beim Ein- und Ausatmen gewährleistet wird.

Alle weiteren Übungen sind unter Berücksichtigung der Arbeitssituation vor allem von Instrumentalisten und Sängern ausgewählt. Nach Prof. Langer-Rühl sind Wirbelsäulenschäden, besonders auch der Halswirbelsäule, bei dieser Berufsgruppe Anlaß dafür, daß oft schon ab dem 40. Lebensjahr eine Berufsausübung sehr schwer möglich ist.

Mit den Übungen von Graf Dürckheim über die Hara-Kraft-Übung, den Yoga-Stellungen, den kreislaufaktivierenden Schildkröten- und Bauchhirn-Übungen sowie mit dem Beweglichkeitstraining muß sich jeder Künstler täglich konsequent beschäftigen, um seine Gesundheit zu erhalten. Jeder sollte sich eine Auswahl von Übungen zusammenstellen, die speziell für ihn wichtig sind.

Yoga habe ich bei dem bekannten Yoga-Lehrer Jesudian, das autogene Training in verschiedenen Seminaren zu Naturheilverfahren erlernt.

1. Schildkrötenübung und Baby-Übung

Schildkrötenübung

Bei dieser Übung wird die gesamte Wirbelsäule gedehnt, sie führt dem Nacken Energie zu und kräftigt die Schultermuskulatur. Hierdurch wird Müdigkeit sowie Steifigkeit und Schmerzhaftigkeit der Nacken- und Schultermuskeln beseitigt. Außerdem wirkt diese Übung anregend und kräftigend auf die Schilddrüse und die Nebenschilddrüsen und verbessert dadurch den gesamten Stoffwechsel. Wer die Schildkröten-Übung täglich macht, fühlt sich jünger und strahlt eine innere Schönheit aus, was allein auf der harmonischen Funktion der inneren Energiesysteme beruht.

Die Übung wird stehend oder sitzend durchgeführt. Die günstigsten Übungszeiten sind frühmorgens nach dem Aufstehen und unmittelbar vor dem Schlafengehen. Die Übung kann auch immer dann gemacht werden, wenn sich der Nacken, die Schultern und die obere Rückenpartie verspannt oder hart anfühlen.

1. Kinn gegen das Brustbein drücken und gleichzeitig den Kopf nach oben strecken. Dabei langsam einatmen. Sie spüren dabei im Nacken einen Zug nach oben, während die Schultern sich nach unten fallend entspannen.
2. Den Kopf langsam nach hinten schieben, als wollte man mit dem Hinterkopf den Nacken berühren. Während dieser Bewegung langsam ausatmen. Dabei wird das Kinn automatisch hochgezogen und die Kehle leicht gestreckt. Gleichzeitig die Schultern zu beiden Seiten des Kopfes hochziehen, als wollte man mit ihnen die Ohren berühren.
3. Dieser Übungsablauf sollte insgesamt 12mal wiederholt werden. Dabei ist zu beachten, daß keine Bewegung erzwungen wird.

Denken Sie daran, sich ganz auf die Übung zu konzentrieren. Wenn der Geist abschweift, führen Sie ihn sanft zurück.

Baby-Übung
Nur Bauchatmung (»Baby-Atmung«), Nase ein – Mund aus:
bis 15 zählend einatmen,
bis 20 zählend ausatmen.

2. »Bauchhirn«-Übung
Sie betrifft das Sonnengeflecht, das Zwerchfell, den Becken-Rücken-Bereich und den Beckenboden.

Um zu vermeiden, das Gehirn zu überlasten, sollte man möglichst auf die ersten Warnzeichen wie Kopfschmerzen, steifer Hals, verkrampfte Schultern, Verwirrtheit, Fehleinschätzungen, Vergeßlichkeit und Ablenkbarkeit achten. Kopfschmerzen deuten auf geistige Überforderung hin, was wiederum besagt, daß die Harmonie zwischen Kopfhirn und »Bauchhirn« gestört ist. Nacken- und Schultersteifigkeit weisen darauf hin, daß die dem Kopfhirn am nächsten gelegenen Nerven die Überlastung nicht verarbeiten können.

Wenn die genannten Symptome auftreten, sollte die folgende Übung ausgeführt werden. Sie lindert akute und chronische Beschwerden, die durch ein Ungleichgewicht zwischen Kopf- und »Bauchhirn« verursacht werden. Es kann überall und jederzeit geübt werden.

1. Aufrecht sitzend oder stehend beide Hände auf den Magen legen. Geradeaus schauen. Einatmen und spüren, wie sich die Luft im Magen ausdehnt.
2. Ausatmen und dabei mit beiden Händen den Magen nach innen hochdrücken. Während dieser Bewegungen den Kopf mit dem Oberkörper langsam so weit wie möglich nach *links* drehen. Die Augen folgen der Drehung nach links. Gleichzeitig das Becken nach *rechts* drehen.
3. Einatmen und dabei in die Ausgangshaltung mit Blick geradeaus zurückkommen. Langsam die Hände über dem Magen lockern, bis sie ganz leicht der Haut aufliegen.
4. Ausatmen und dabei langsam Oberkörper und Kopf nach rechts drehen. Die Augen folgen der Bewegung. Gleichzeitig den Magen nach innen oben drücken und das Becken nach links drehen.
5. Während der folgenden Einatmung wieder in die Ausgangsstellung zurückkommen und geradeaus schauen.

Die Übung wird 4- bis 36mal wiederholt.

Bei Ausführung dieser Übung sollten Sie sich auf den Sitz des Sonnengeflechts unter dem Herzen und hinter dem Magen konzentrieren. Je größer die Konzentration, desto mehr hilft diese Übung.

Das Auflegen der Hände auf den Bauch fördert die Konzentration, die Kopfdrehung entspannt die Nerven in Nacken und Schultern sowie die Nervenzellen des Gehirns.

3. »Schniefen«

Wir beginnen nun mit einer Kräftigung der Atmungsmuskulatur, besonders des Zwerchfells. Dazu legen wir die Hände seitlich auf Rippen und Unterbauch, senken das Kinn ein wenig und konzentrieren uns auf die Nasenspitze.

Das Schniefen ist ein ganz kurzes, schnelles Einatmen durch die Nase, wobei deren Flügel ruckartig angesaugt werden und die Nasenspitze stark verengen, so daß dort das als »Schniefen« bekannte Geräusch entsteht. Zur Not wird die Bewegung der Nasenflügel durch Herunterziehen der Haut mit den Fingern unmittelbar neben oder über der Nasenspitze gefördert. Die Taille dehnt sich ebenso ruckartig, wie der Atem mit der Nasenspitze eingesaugt wird; es ist mit der Hand zu kontrollieren.

Die Schultermuskeln dürfen sich selbstverständlich nicht mitbewegen. Auch darf die Taille nicht etwa durch Beugen der Wirbelsäule oder Senken des Brustkorbes herausgedrückt werden, eine Gefahr, die anfangs sehr naheliegt. Auf Stillhalten der Wirbelsäule und des Brustkorbes ist daher besonders genau zu achten.

Die Haut über dem knöchernen Nasenbein, vorn, beiderseits des Nasenrückens, wird mit zwei Fingerkuppen über die untere Kante des Nasenbeins (sie ist leicht zu ertasten) parallel zum Nasenrücken in Richtung auf die Nasenspitze hin geschoben oder gezogen. Dazu genügt das »Gewicht der Fingerkuppen«, die vorn dicht am Nasenrücken bleiben.

Dabei soll die Verengung genau an der Stelle entstehen, die an der Atemsteuerung in der Nase normalerweise maßgeblich beteiligt ist.

Der Kräftezustand der Atemmuskulatur ist an der Größe des Widerstandes – der »Schärfe« des Einatmungsgeräusches – zu ermessen, den diese bewältigen kann, ohne von den korrekten Atembewegungen abzuweichen.

4. Nasenputzübung

Besonders im Liegen fließen die Hauptschleim- und Schmutzanteile durch die langen Wege in den Magen und werden dort erstklassig »entsorgt«, d. h. von der Magensäure aufgelöst. (Wichtig ist allerdings, daß während des Essens nicht zuviel Flüssigkeit zu sich genommen wird, da sonst die Magensäure verdünnt und die Verdauung verzögert wird.)

Beim Naseputzen nach vorn kommt es auf den Bauchdruck an, d. h. Bauch schnell und kräftig einziehen, damit die in den Kiefer- und Stirnhöhlen sitzenden Bakterien mit der Ausatmungsluft herausgeschleudert werden. Wenn man mit vielen Menschen zusammen war (z. B. Schule), ist es ratsam, die Kinder oder sich selbst über das Waschbecken zu stellen und vom Bauchdruck her die Nase zu reinigen. Frühere Kaiser und Könige nahmen Schnupftabak, um den Kopf klarer zu bekommen.

Bei Schnupfen ist es ratsam und neuerdings wieder »in«, die Sekrete zurückzuziehen, statt sie durch die geschwollenen Nasenwege nach außen zu bringen und somit die Entzündung zu verstärken.

Beim Husten wird durch kräftiges Baucheinziehen und bei geöffnetem Mund mit entfernt vorgehaltener Hand oder Taschentuch mit 3 kurzen, dann einem starken Stoß der Schleim herauskatapultiert.

5. Autogenes Training I und II

Autogenes Training I

Wir üben das autogene Training im Sitzen. Der Kopf wird hinten angelehnt (nicht mehr, wie früher, hängend). Die Arme werden angebeugt, als hätte man Blei in den Armgelenken. Die Handflächen liegen auf den Oberschenkeln (nicht zwischen den Beinen). Um sich, ohne auf die Uhr zu schauen, über die Intervalle zwischen den einzelnen Formeln besser orientieren zu können, zählt man seine Ausatmung. Also:

»Ich bin ruuuhig«, 4–6mal das Ausatmen zählen,
»Ich bin ruuuhig«, 4–6mal das Ausatmen zählen,
»Ich bin ganz ruuuuhig«, 4–6mal das Ausatmen zählen.
»Mein rechter Arm ist schwer«, 4–6mal das Ausatmen zählen,
»Mein rechter Arm ist schwer«, 4–6mal das Ausatmen zählen,
»Mein rechter Arm ist ganz schwer«, 4–6 al das Ausatmen zählen.

Es ist ratsam, nur bis hierher zu üben, da bei *echter* Schwere sich die Wärme automatisch einstellt.

Nun »erweckt« man sich dadurch, daß man sich zuerst einmal den Satz vorspricht: Hände fest, Arme beugt, Hände lösen, Arme fallen lassen, und dieses dann 3mal ausführt (»zurücknehmen«).

Die andere Körperseite wird in keinem Fall angesprochen, da sie bei gesundem Zustand des Übenden automatisch mitreagiert. Beispiel: ein Arm ist in Gips, man übt über den gesunden Arm und hat dieselbe Wirkung auf den eingegipsten Arm, was dessen Durchblutung und Heilungsprozeß sehr fördert.

Als Vorübung sollte man beide Arme vorstrecken und so lange hochhalten, bis man sie fallen lassen muß. Auf diese Weise lernt man, Schwere zu erleben.

Dann nimmt man mit beiden Händen das rechte, dann das linke Bein im Kniegelenk hoch, erfühlt das Gewicht des Beines und läßt es wieder fallen.

Das AT wird nur einmal (auf keinen Fall mehrere Male hintereinander) ausgeführt, möglichst immer im selben Raum und am selben Platz, aber öfters am Tag.

Abends im Bett ist es dann kein Üben mehr, sondern ein Einschlafmittel, aber dann ohne »Zurücknehmen«.

Das autogene Training im Sitzen darf nicht nach dem Mittagessen ausgeführt werden!

Autogenes Training II

Nun wird das autogene Training wiederholt, dieses Mal nach dem »Ich bin ruhig« mit den Formeln

»*beide* Arme sind schwer«

»*beide* Arme sind warm«,

nachdem wir beim ersten Mal die einfache Formel des AT angewandt, d. h. mit einer Körperseite gearbeitet haben, weil wir wissen, daß sich die Anweisungen an den einen Arm über die Nerven in der Wirbelsäule zur anderen Seite vermitteln und daß die Wärmeanweisung eigentlich nicht nötig ist; denn eine echte Schwereempfindung führt automatisch zur Wärme.

Dieses Mal geben wir auch dem Herzen die Anweisung »mein Herz schlägt ruhig und gleichmäßig«, was beim ersten Mal weggelassen wurde, da nervöse Patienten bei dieser Formel leicht Herzklopfen bekommen.

Nach »es atmet mich« und
»Sonnengeflecht warm – warm – strömend warm«
folgt nun auch die Formel »Stirn ein Hauch kühl«.

Danach die Rücknahmeformel 3mal *denken*, dann erst tun: energisch Hände fest, Arme beugt, Hände lösen, Arme fallen lassen, Augen auf, tief durchatmen, sich recken und strecken.

6. Kopfstand

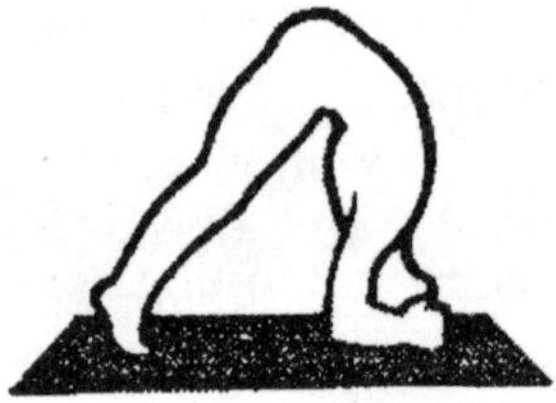

1. Beine bleiben gestreckt. Gleichmäßige Belastung des »Dreiecks«. Blick durch die Füße, damit die Körpersymmetrie hergestellt wird.

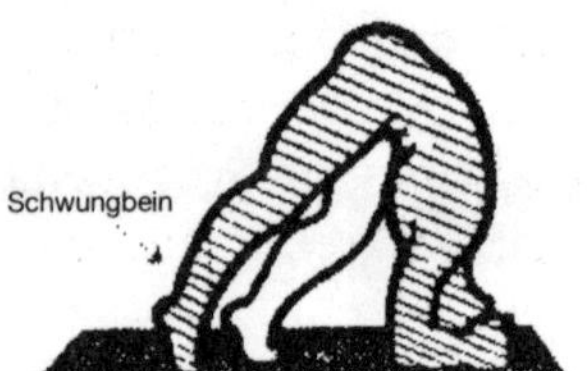

2. Das »Sprungbein« wird etwas angezogen (linkes Bein), das »Schwungbein« bleibt gerade!
Gewicht auf das angezogene Sprungbein und das Dreieck verlegen!

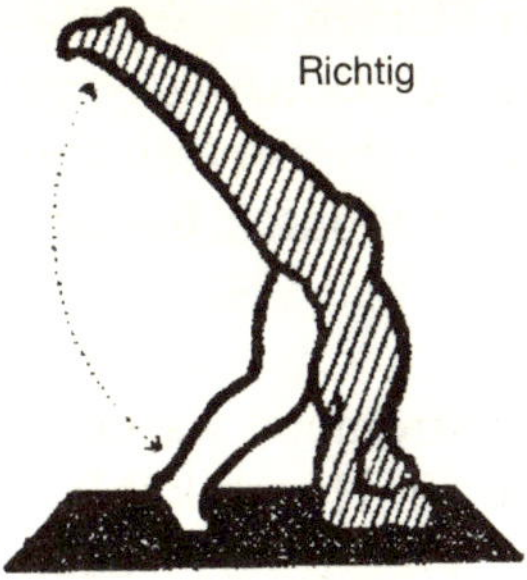

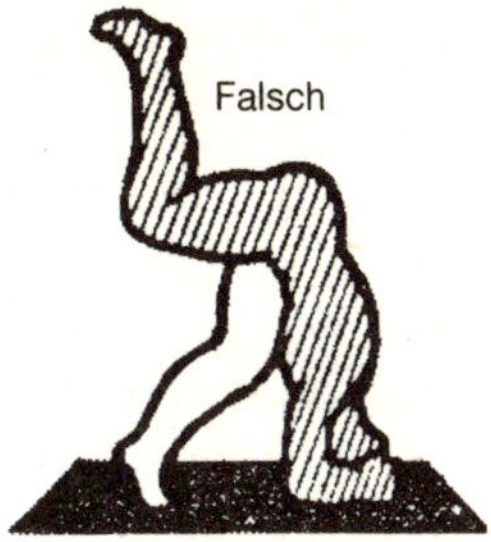

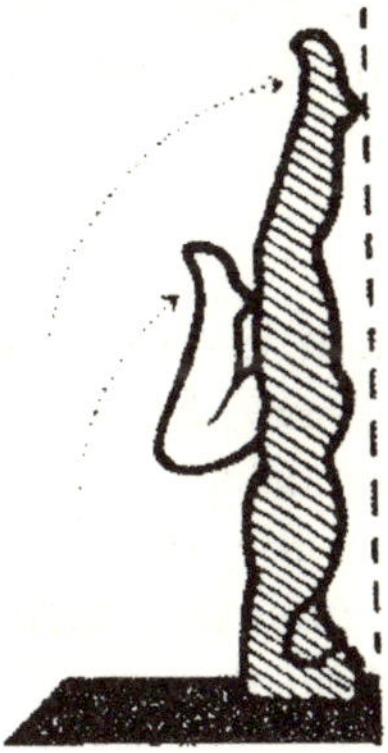

3. Das »Schwungbein« wird gestreckt hochgeworfen. Nur ein gestrecktes Bein verleiht den Schwung!
   Nur ein Bein soll die Wand erreichen!

4. Beinschwingen wird mehrmals geübt, dann Auflösung der Stellung.

5. Das »Schwungbein« berührt die Wand, das »Sprungbein« wird langsam nachgezogen. Leichtes Hohlkreuz machen! Druck auf die Ellenbogen! Gleichmäßige Verteilung des Gewichtes auf das Dreieck.

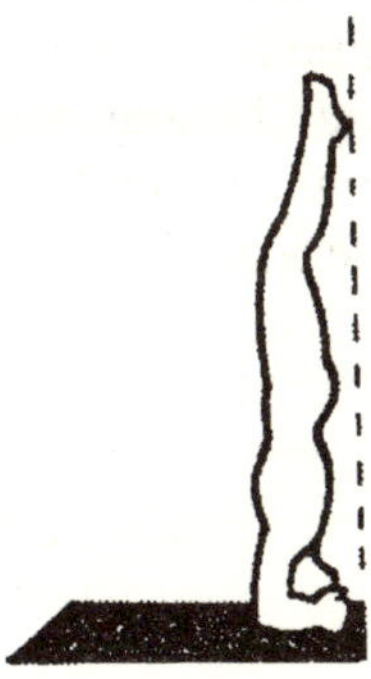

6. Kopfstand, mit Anlehnung an die Wand, 10–20 Sek. zum Anfang.

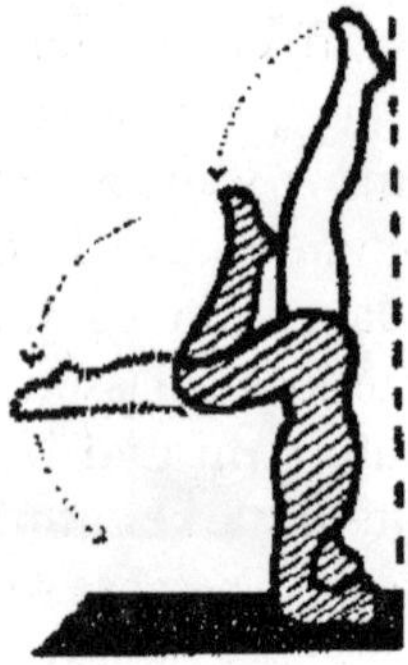

7. Das Schwungbein wird angezogen und nach abwärts geschwungen: So geht man aus dem Kopfstand herunter! Wenn man das Bein wieder sieht, dann findet man auch leicht den Boden.

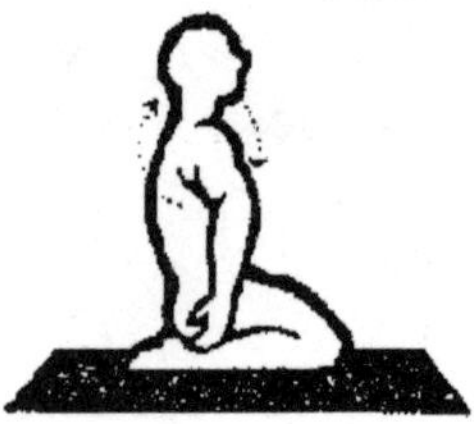

8. Schultern rollen! (im Diamantsitz)
Rechte Schulter hochziehen, während linke Schulter gleichzeitig gesenkt wird. Und umgekehrt. Der Zweck ist, eine mögliche Überbeanspruchung der Schultermuskulatur und Rückenwirbel auszugleichen.

Man soll den Kopfstand zwei- oder dreimal machen, jedesmal die Schultern rollen und dann etwas in der Sammlungsatmung ruhen.

7. Isometrik und Entspannungsatmung

Isometrik: Spannungs- und Lösungs-Training

Man liegt auf dem Rücken. Bei dieser Übung werden sämtliche Muskelgruppen der rechten Körperhälfte zusammengezogen:

1. Fußspitze hochstellen, Fußgelenk stark anspannen mit ständig hörbarem Ausatmen auf »hhhh« oder »schschsch«, wobei die Kohlensäure und die Abbaustoffe, die durch diesen »Wringprozeß« (Muskelspannung) in die Blutbahn gelangen, ausgeatmet werden.

2. Nun auch rechte Wade, Knie und Oberschenkel durchspannen, Pobacken anspannen, rechte Hand zur Faust ballen, Arm spannen im Beugen oder Strecken, Gesichtsmuskeln zusammenziehen, Kopf an die Unterlage andrücken, dabei immer stark atmen und die linke Körperhälfte locker lassen.
3. Spannung erhöhen und dann Fuß, Arm und Kopf 2 cm heben. Spannung durchhalten, stärker atmen. Danach von oben nach unten lösen: Gesicht, Arm, Hand, Bauch, Gesäß, Oberschenkel, Knie, Wade, Fuß.

Welcher Tonusunterschied ist jetzt zwischen der rechten, kontrahierten und der nicht kontrahierten Seite festzustellen?

Ist die rechte Seite wärmer, kribbelig, lebendiger?

Danach macht man das Spannungs-Lösungs-Training mit der linken Körperhälfte, wobei die rechte Hälfte locker bleiben muß. Nie die zweite Hälfte vergessen, sonst ergibt sich eine vegetative Disregulation.

Entspannungsatmung

Wir denken unphysiologisch, daß die Ausatmungsluft an der Wirbelsäule herunter und unten herausströmt und zum Schluß noch 2–3 Sekunden unhörbar weiterläuft. Letzteres ist die Aufladephase des Gehirns. Daraus ergibt sich beim Atmen ein Dreierrhythmus. Nun lassen wir das Einatmungszentrum die Einatmung beginnen, greifen den Impuls bewußt auf, um diese Einatmung zur Vollatmung zu erweitern (Bauch, Rippen, Brust).

Bei der Vollatmung darf ausnahmsweise durch den Mund aus- und durch die Nase eingeatmet werden. Dabei immer erst mit der Ausatmung beginnen! Die

Lunge hat einen ständigen Inhalt von 1 ½ l. (Siehe auch S. 57ff.).

8. Entspannungstest

Dies ist eine Partnerübung im Liegen. Eine Person liegt, die zweite kniet links daneben und nimmt den Kopf in die rechte Hand, hebt ihn vorsichtig an, bewegt ihn vorsichtig seitlich. Bewegungen des Kopfes nur während des Ausatmens der liegenden Person durchführen. Der Liegende soll seinen Kopf ganz in die Hand des Partners abgeben.

Nun wird die Entspannung an den Armen getestet. Der Kniende nimmt die 3 mittleren Finger des Liegenden, hebt den angewinkelten Arm vorsichtig hoch, erfühlt sein Gewicht, pendelt ihn, streckt ihn, schüttelt ihn und legt ihn vorsichtig hin. Nun wird der andere Arm getestet. Der Liegende hat natürlich immer die Augen geschlossen.

Dann wird die Entspannung der Beine getestet. Bein anheben, dabei rechte Hand unter den Oberschenkel und linke Hand unter die Wade legen, Knie leicht beugen.

Danach findet Partnerwechsel statt.

Schließlich wird die gleiche Übung im Sitzen durchgeführt, wieder im Wechsel mit dem Partner.

Sinn dieser Übung ist es zu testen, ob der Liegende festhält oder ob er geschehen lassen kann.

9. Meditation und Schrägkerze

Richtiges Sitzen zur Meditation

1. Sitzen am Boden

   Man setzt sich auf ein kleines Kissen, damit die Knie tiefer sind als das Becken. Die Beine sind gestreckt. Nun wird das rechte oder linke Knie gebeugt und zu Boden gelegt. Die Ferse ist in Höhe des unteren Körperausgangs. Das andere Knie wird auch angebeugt, aber der Fuß aufgestellt; beide Hände werden um das hochstehende Knie gelegt, um die Wirbelsäule besser gerade halten zu können.

2. Sitzen auf dem Stuhl
   Sich nicht anlehnen, Füße und Knie im selben Abstand (ungefähr Hüftabstand), Unterschenkel senkrecht. Hände auf die Oberschenkel legen (nicht zwischen den Beinen hängen lassen, damit sich die Schultern nicht vorziehen können).
   Möglichst auf dem Sitzdreieck sitzen, d. h. auf den Beckenknochen, aber nicht vollständig auf dem After.
   Bei Müdigkeit oder Schmerzen im Rücken wird kein Kissen in das sogenannte Hohlkreuz gelegt; denn dieses fixiert nur die Unbeweglichkeit der Lendenwirbel und vergrößert die Schmerzen nach dem Aufstehen. Sollte die Rückenlehne nach hinten geneigt sein, wird ein Kissen in Höhe der Schulterblätter den Oberkörper senkrecht und die Lendenwirbel beweglicher halten.

Beim Meditieren zu Hause achten wir streng darauf, daß, wenn wir am Boden sitzen, die Knie tiefer sind als das Becken, um den Blutfluß in der Leistengegend nicht zu behindern. Wenn wir auf einem Stuhl sitzen, müssen die Füße im festen Kontakt mit der Erdkraft sein, und wir müssen auf dem Sitzdreieck (2 Po-Knochen und Steißbein) und nicht auf dem After absitzen.

Meditationsarten

Es gibt 2 Meditationsformen, die gegenständliche Meditation und die nichtgegenständliche Meditation.

Bei der gegenständlichen Meditation wird über ein Bild oder Vorbild, z. B. Christus oder Buddha, meditiert.

Bei der nichtgegenständlichen Meditation soll man sich nichts vorstellen. Sie ist nach unserer und Pater Lassalles Auffassung ein noch besserer Weg, da nichts in uns hineingeholt oder -gewünscht wird, sondern wir versuchen, uns sozusagen leer zu machen.

Zunächst die Gedanken ruhig ablaufen lassen und nicht krampfhaft wegschieben, sondern die Gewohnheit annehmen, die Gedanken wie eine Karawane am Horizont vorbeiziehen zu lassen, ohne ihnen nachzugehen. Diese Umstellung kann auch bei längeren Übungszeiten bis zu einem Jahr dauern.

Wir »lassen es atmen« und stellen uns dabei vor, daß unsere Ausatmungsluft von Mund oder Nase aus innen an der Wirbelsäule entlang herunterfließt, und haben sehr darauf zu achten, daß wir die Länge des Ausatmens nicht manipulieren; denn die Ausatmungszüge sind unterschiedlich lang und deuten uns unsere momentane Gefühls- oder Erregungslage an. Indirekt erfahren wir auch etwas über uns, ob wir uns im Heute, Jetzt und Hier gut niederlassen und loslassen können. Wir werden konfrontiert mit uns selbst, und zwar bei jeder Meditation in anderer Weise. Sollten uns doch noch Gedanken »belästigen«, wird die Meditation sozusagen unterbrochen, indem wir uns diese Gedanken bewußt machen, denn Gedanken sind positive oder negative Kräfte, die uns zerstören können.

Eine Variante ist die Meditation über den unbewußten Atem und den damit verbundenen Dreierrhythmus.

Für den Dreierrhythmus nehmen wir das Beispiel des Herzens, das pro Tag und Nacht 16 Stunden arbeitet und 8 Stunden Pause macht, zählt man alle Ruhepausen zusammen. Auch bei der Atmung haben wir eine Ruhepause, und zwar in Verlängerung der Ausatmung.

Der Dreierrhythmus ist in allen Körperfunktionen enthalten, z. B. auch in der Peristaltik (Zusammenziehen, Lösen, Pause) des Magens und des Darmes.

Bei unserer Meditation im Sitzen ist darauf zu achten, daß man nicht die Einatmung selbst tätigt, wie man es vielleicht im Alltag allzu oft macht, sondern sich vollständig seinem Atemzentrum hingibt:

ein – aus – Pause –

Es ist erlaubt, beim Nicht-Durchhalten der Betonung auf »aus« mit anschließender Pause auf Einatmungsbetonung umzuschalten.

Den Einatem zu betonen, ist über kleinere Strecken bei längeren Meditationszeiten oft hilfreich, wenn der Kreislauf müde werden sollte und man sich nun aufbauen möchte.

Es gibt eine weitere Meditationsform, bei der die Ausatmungszüge gezählt werden. Wir beginnen dabei mit 1, und wenn wir beim 10. Atemzug angekommen sind, beginnen wir erneut mit 1. Ganz unphysiologisch stellen wir uns dabei das Ausatmen so vor, daß die Luft innen an der Wirbelsäule ins knöcherne Becken abfließt. Diese Ausatmung ist unterschiedlich lang und darf *nicht* in einen gleichmäßigen Rhythmus gebracht werden! Bei der Einatmung muß der Impuls des Atemzentrums abgewartet werden. Hierdurch erlernt der Patient das Geschehenlassen der Atmung, was ins Leben übersetzt heißt, daß er auch nicht alles selbst tätigen muß.

Baummeditation

Die Baummeditation ist die Identifikation mit einem Baum. Sie führt über den Winter des Baumes mit seinen Kräften im Wurzelbereich weiter ins Frühjahr mit dem Nachempfinden der Kräfte und Säfte, die aus dem Wurzelbereich durch den Stamm bis in die feinen Äste schießen, dem Austreten der Blätter und Blüten. Schließlich empfinden wir das Kommen der Früchte im Sommer, sodann den Herbst mit dem Abfallen der Früchte und Blätter und dem Ausgesetztsein des Baumes in Wind, Regen und Sturm, dem Zurückfließen der Säfte in die Wurzeln, die sich in der Winterzeit vergrößern und den Durchmesser des Baumes erweitern lassen. Dieses Jahr um Jahr immer wiederkehrende Geschehen ist mit der menschlichen Wiedergeburt und seiner persönlichen Weiterentwicklung vergleichbar.

Diese Meditation ist besonders dazu geeignet, dem oft unbewußt lebenden Menschen das Unsterbliche des menschlichen Geistes ins Gefühl und in den Verstand zu bringen.

Wenn wir ein Meditationsbänkchen benutzt haben, geschieht das Aufstehen wie folgt: mit der rechten Hand das Bänkchen wegnehmen, auf die rechte Seite stellen. Die rechte Hand darauf abstützen, das linke Knie vorziehen, anbeugen und den Fuß aufsetzen. Nun die linke Hand auf dem Knie abstützen und sich durch Abstützen der rechten und linken Hand hochdrücken, da die Füße wahrscheinlich eingeschlafen sind. Ist dies der Fall, dann stampft man mit den Füßen auf.

Schrägkerze

Becken gut abstützen, Kinn weg von der Brust, Mund leicht öffnen, bis der Blutandrang vorbei ist (siehe

Abb. a). Einige Minuten so verharren. Beim Zurückgehen, Wirbelsäule abrollend, das Gesäß auflegen, Beine noch gestreckt hochhalten (siehe Abb. b), in der Luft mit den Füßen kreisen, Beine strecken und lösen, 3–10mal, dann erst Füße abstellen, Beine ablegen und sich durchstrecken.

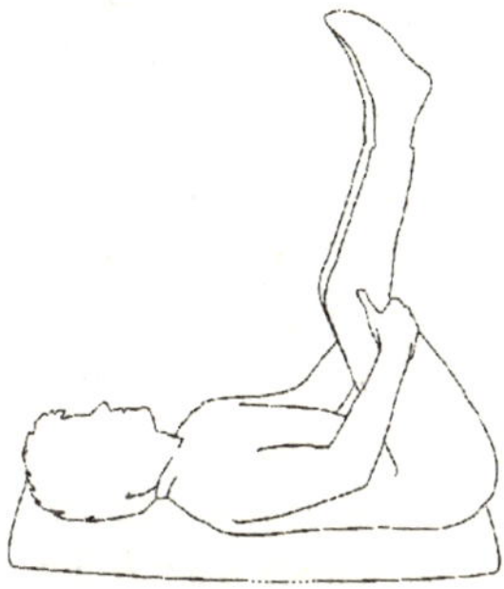

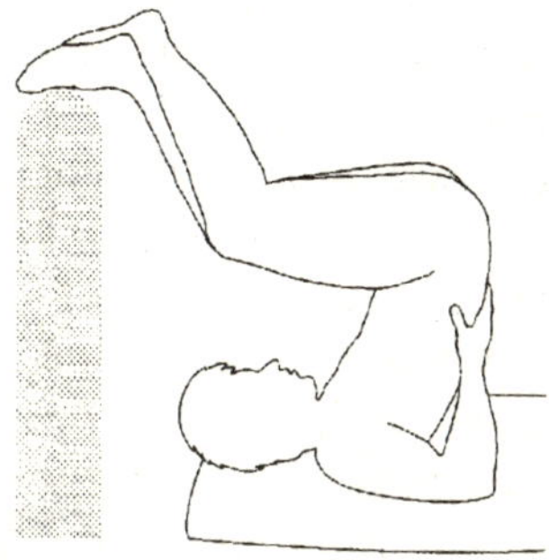

Schrägkerze
Abb. a

Abb. b

10. Beckenbodengymnastik

Auf einem Hocker sitzend, die Hände unter die Pobakken legen, diese auseinanderziehen und wieder einziehen. Der Beckenboden weitet und verengt sich dabei.

Es folgt das sogenannte »Bündeln«. After, Scheide, Blasengegend nacheinander zusammenziehen und sich vorstellen, daß diese an Bändern hängen. Die Bänder zusammenraffen und in Richtung Wirbelsäule ziehen, ohne dabei ganz auf dem After abzusitzen, also eine *leichte* Kippe des Beckens nach hinten durchführen.

Dasselbe kann erreicht werden durch »Bodenstampfen«, d. h. mit den Füßen einen Druck auf den Boden ausüben, der sich als Spannung über die Oberschenkel bis ins Becken fortsetzt, wodurch ebenfalls eine kleine Kippe des Beckens nach hinten entsteht.

Nun folgt das sogenannte »Töpfern«. Das Becken erst nach links und rechts wiegen, dann kreisen. Hierbei die Arme über dem Kopf gestreckt anheben, die Hände aneinander legen, dies auch, um den Oberkörper gerade zu halten. Während des Beckenkreisens wird der Druck auf die harte Stuhlunterlage rollend verstärkt, so als wollten wir eine Mulde in den Stuhl hineinarbeiten.

11. Drei Haltungsformen

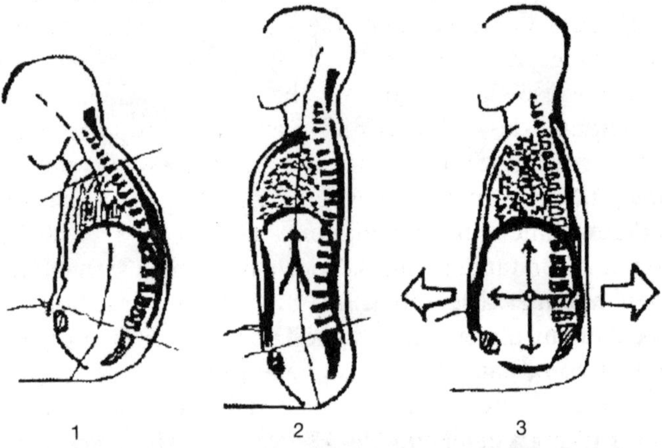

Wir betrachten das Bild mit den 3 Haltungsformen:

1. auf dem After sitzender Mensch mit krummem Rücken, Magen und Sonnengeflecht eingedrückt: Erschlaffung, Unbeteiligtsein, lediglich periphere Reflexe
2. innerlich aufgeregter, brustatmender Mensch, übermäßig gestreckt: Anspannung, Willkürhaltung
3. richtige Sitzhaltung – auf dem Sitzdreieck, After frei, wie zuvor beschrieben:

Eutone Balance.
Bei dieser richtigen Sitzhaltung darf nie ein Kissen ins Kreuz gelegt werden. Sollte die Rückenlehne des Stuhles nach hinten geneigt sein, wird ein Kissen in Höhe der Schulterblätter den Oberkörper senkrecht und die Lendenwirbel beweglicher halten.

Was heißt »Eutone Balance«?
Ein Zustand zwischen Erschlaffung und Überspannung (siehe Abb. 1 und 2), d. h. ein körperliches und seelisches Gleichgewicht, das zu ungeahnten Kräften über lange Zeit verhilft.

Ich weise darauf hin, daß beim Parowschen Lehrprogramm das Allerwichtigste ist, die richtige Sitzhaltung, richtige Stehhaltung, das richtige Gehen mit *in den Alltag* zu nehmen. Allerdings ist es sehr schwer, Altgewohntes abzubauen; denn das mit dem Intellekt schnell Verstandene ins Körperliche umzusetzen ist für den heutigen Menschen ein mühsames Unterfangen, weil er im allgemeinen wenig oder gar kein Körperbewußtsein hat.

12. Erfahren des Hara-Punktes

Dies sind Übungen, mit denen man den Hara-Punkt, das Tanden, erspüren, körperlich fühlbar konkret erfahren kann.

Der Hara-Punkt liegt etwa 3 cm unterhalb des Bauchnabels und ist somit ohne Schwierigkeit aufzufinden. Mit einer Übung kann man diese kleine Stelle bemerken. Man atmet etwas Luft aus, ohne vorher einzuatmen, d. h. daß nur wenig Luft in den Lungen bleibt. Nun versuchen Sie, kurz und leise – zu lachen. Und sofort wird sich ein bestimmter Punkt des Unterleibes/Unterbauches leicht spannen und eine wohltuende Wärme bzw. Energie entwickeln. Das Meer des Atems, oder das Tanden, ist lokalisiert, und man kann sich beim weiteren Atmen darauf konzentrieren.

Eine andere, ebenso einfache Methode ist folgende: Man atmet ruhig aus (keine Brustatmung) und erzeugt dabei eine angenehme, stabilisierende Spannung im Unterleib. Etwa 20 % der Luft soll in den Lungen verbleiben. Nun versucht man, etwas Speichel zu schlucken, und spürt, daß sich automatisch die Muskeln des Unterbauches spannen, um den Vorgang des Schluckens stattfinden zu lassen. Das Zentrum dieser leichten Spannung ist wiederum die Hara, das Tanden.

Man kann beide Methoden nacheinander anwenden, um festzustellen, ob man beim ersten oder zweiten Mal auch wirklich denselben Punkt getroffen hat. Während man sich nun weiter auf diesen Mittelpunkt von Körper und Geist konzentriert, atmet man ruhig, aber tief mit Hilfe des Zwerchfells ein und verhält den Atem kurz, sobald Rücken, Flanken, Bauch und Lungen gefüllt sind. Das kurze Innehalten bei nicht unterbrochener Konzentration verstärkt die Ansammlung von kosmischer Feinenergie im Tanden. Während des anschließenden Ausatmens kann die spürbar gewonnene Vitalenergie in die durch die gerade ausgeübte Tätigkeit besonders zu versorgenden Körperteile geleitet werden, indem man sein inneres Auge auf diese Teile richtet. Das Ausatmen, ebenfalls mit Hilfe des Zwerchfells, das sich dabei leicht nach oben drückt (Brust hebt sich), soll etwa doppelt so lange dauern wie das Einatmen. Ist die Luft entlassen, hält man wieder kurz inne und empfindet dabei, wie vom Tanden ausgehend eine herrlich erfrischende, wohltuende Ruhe Körper und Geist durchfließt und dabei angenehm erwärmt.

Auf die Einatmung braucht man nicht zu achten. Die Muskeln lösen sich – Rücken, Seiten, Bauch – und die Luft strömt in den Unterdruck hinein; denn beim Ausatmen schiebt das sich hochwölbende Zwerchfell mit dem darauf liegenden Herzen die Luft hinaus, es folgt eine Sekunde der totalen Ruhe (beim Dreierrhythmus die 3. Phase) und durch das Lösen, das sich absenkende Zwerchfell und das selbständige Mittun sämtlicher Muskelgruppen, die sich im gesamten Rumpfbereich erweitern, fließt die Luft von allein hinein. Das Zwerchfell ist eine Druck- und Saugpumpe. Die Ausatmung soll ein natürliches, gleichmäßiges Fließen sein, ohne Verkrampfung, ohne äußeres Wollen, ohne übertriebene Anstrengung, aber kraftvoll unter tiefer geistig-körperlicher Sammlung vonstatten gehen.

Die konkrete Ansammlung aller geistigen und körperlichen Kräfte, ihre Materialisierung geschieht örtlich betrachtet kurz unter dem Nabel, also im Tanden. Hier verwirklicht, materialisiert sich die Leere auf höchst aktive Weise. Das Tanden oder der Hara-Punkt ist demnach der Kern des individuellen menschlichen Wesens, der Sitz des wirklichen Seins jedes Menschen. Die Zwerchfellatmung gewährleistet, daß die geistig-körperliche oder kosmische Vitalenergie beim Einatmen nicht durch den Nabel hinaus einseitig in den Oberkörper fließt. Dadurch würden Ober- und Unterkörper getrennt, was jeden Versuch, Körper und Geist in ein harmonisches Verhältnis zu bringen, sofort zum Scheitern verurteilen würde. Die Energie wird vielmehr mit dem Tanden, mit der Hara-Kraft als Zentrum, gleichmäßig nach oben und unten verteilt, und so bewahren untere und obere Körpersektion ihre natürliche Einheit.

13. Bewegungstraining für das Brustbein

Auf dem Rücken liegend, Beine aufstellen (kein Hohlkreuz!), Rippen festhalten, oberen Brustkorb im Ausatmen in 1–3 Schüben anheben, beide Zeigefinger auf das Brustbein legen und andrücken, den Druck halten und dabei die starren Brustbeinmuskeln im Ausatmen heben und senken lernen.

14. Muskuläre Umstellung von der Brust- auf Zwerchfellatmung

Nun beginnen wir mit den *richtungsändernden Maßnahmen.* Beim Brustatmen hebt sich der Brustkorb beim Einatmen und der Bauch zieht sich ein, und beim Ausatmen senkt sich der Brustkorb und der Bauch wölbt sich vor.

Bei der Zwerchfellatmung ist es genau umgekehrt. Wir orientieren uns an der Zwerchfellbewegung und beginnen bei der Ausatmung. Beim Ausatmen wölbt sich das Zwerchfell, auf dem das Herz sitzt, in den Brustkorb hoch, wobei sich der Brustkorb hebt. Zum Einatmen senkt sich das Zwerchfell, flacht ab, drückt die Bauchorgane zusammen in den Beckenraum hinein, und der Brustkorb senkt sich minimal. Somit sind die am Körper sichtbaren Atembewegungen genau anders herum als bei der Brustatmung.

Auch wird beim Einatmen und Senken des Zwerchfells die Luft hereingesogen und nicht – wie bei der Brustatmung – »hereingeholt«. Das bei der Brustatmung gewohnte »Selbsteinatmen« in den Brustkorb muß also vollkommen abgestellt werden.

Die Ausatmung richtet uns auf und läßt uns selbstbewußter werden (wir sinken bei der Ausatmung nicht in uns zusammen). Danach lösen wir den unteren Raum und nehmen die Einatmung aus dem Hara-

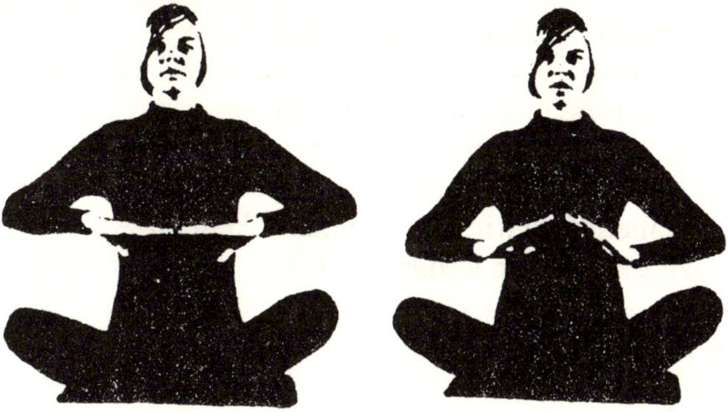

Die Zwerchfellatmung

Zentrum. Sie hat eine den ganzen Rumpf dehnende, nach oben füllende, aufsteigende Kraft.

Da im allgemeinen der Mann einen »Tonnenbrustkorb« aufweist, d. h. seine Mitte ständig erweitert ist und unbeweglich wird, ist bei dem nun folgenden Muskeltraining darauf zu achten, daß sich beim Mann die Rippen zur »Wespentaille«-Form verengen und wieder erweitern wie Flügel.

Dagegen ist bei der Frau, die im Schnitt eine engere Taille hat, darauf zu achten, daß die eng stehenden Rippen, vom Rücken beginnend, sich heben und erweitern lernen.

Die beweglichen Hebeansätze der Rippen befinden sich an der Wirbelsäule. Das Brustbein ist unbeweglicher und steifer.

Das Üben mit diesen Muskeln ist der Beginn der Parowschen Muskelarbeit ohne Atmung, d. h., die Muskeln werden trainiert ohne Zuhilfenahme der Ein- und Ausatmung.

15. Muskeltraining ohne Einatmung
In Rückenlage recken und strecken wir uns. Danach legen wir uns auf die Seite, ein Kissen oder eine Rolle zwischen Matte und Rippen, um diese zu fixieren.

Bei allen folgenden Übungen gilt das Prinzip, nie im Einatmen Muskeln zu betätigen!

Wir drücken eine Hand fest auf den Rippenbogen, der Ellbogen ist angehoben, um mehr Kraft ausüben zu können. Wir lockern diesen Rippenbogen durch ein 2maliges Herunterdrücken, geringes Heben, dann 3maliges Herunterdrücken, geringes Heben, dieses mit weichem Ausatmen auf »Sch«. Während des kurzen Hebens soll keine Luft eingeatmet werden. Es wird nur ein wenig Luft hereingelassen.

Wir stellen fest, daß die beiden Körperseiten, besonders hinsichtlich der Rippenbögen, eine unterschiedliche Beweglichkeit haben, was von der unterschiedlichen Bewegungshäufigkeit in unserem Alltag herrührt.

Nun legen wir uns wieder auf den Rücken, tasten die Streckmuskeln des Bauches ab und beginnen mit dem *Beckenbodentraining*. Genitalorgane nacheinander zusammenziehen und langsam lösen. Dann den Teil der unterhalb des Nabels befindlichen Streckmuskeln einziehen, Fäuste hineindrücken und mit Druck von innen wegstoßen. Dann den Teil oberhalb des Nabels von innen unten einziehen, Fäuste darauflegen und hinausdrücken, schließlich unter dem Brustbein von unten Mitte nach oben einziehen, Fäuste hineindrücken und dann die gesamten Streckmuskeln nach außen wegstoßen.

Beim *Bauchrollen* wird ebenfalls in 3 Stufen von unten nach oben der Bauch eingezogen. Dabei die Lendenwirbel nach außen wölben. Dann den Bauch von oben nach unten herausdrücken und dabei ein Hohlkreuz machen.

Diese Übung läßt sich morgens, am Waschbecken stehend, sehr gut durchführen.

Nun werden die *schrägen Bauchmuskeln* erst einmal erfühlt und dann von innen angespannt. Die Fäuste werden hineingedrückt und mit Druck von innen wieder hinausgedrückt. Das Becken ist dabei leicht nach hinten gekippt.

Die lange Rückenmuskulatur

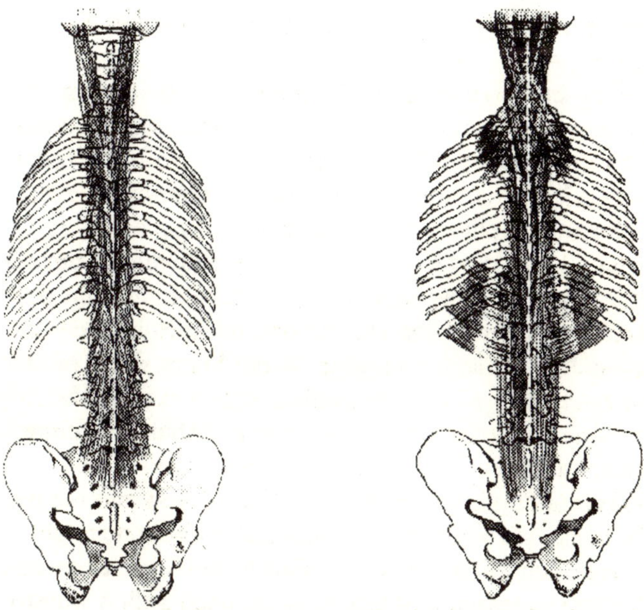

Die meisten Muskeln für Rippenhebung und -senkung liegen vor der Wirbelsäule. Zur Atemführung gehört eine entsprechende Feststellung der Wirbelsäule.

Die Bedeutung der Zwischenrippenmuskulatur wird erweitert durch ihre aktive Beteiligung bei der Einatmungsphase. Die langen Rückenstrecker sind imstande, die Rippen fächerartig voneinander zu entfernen, zu »spreizen«. Dabei wird der Brustraum erweitert, vergrößert.

Prinzipiell soll man die Luft nicht hereinholen, sondern durch Erweitern der Muskeln *hereinlassen*, also nicht mit der Luft »den Raum weiten«.

Wir liegen in Seitenlage und legen den Handrücken auf den Rücken, so hoch es geht zwischen die Schulterblätter und dann an die Stelle, von der wir wissen, daß dahinter die größten Lungenanteile auf dem Zwerchfell liegen.

Wir erinnern uns, daß das Zwerchfell fast bis zum 2. Lendenwirbel herunterreicht, an den untersten Rippen im Rücken befestigt ist und entlang der Rippenbögen bis oben am Schwertfortsatz angewachsen ist.

Danach stellen wir eine leichte Herauswölbung der Wirbelsäule (Katzenbuckel) her, beginnend am Becken durch eine leichte Beckenkippe nach hinten bis zum Halswirbel, und bemerken dabei, daß alle Rippen- und Zwischenrippenmuskeln nur an der Wirbelsäule hebende und senkende Bewegungselemente haben, die wir bewußt bei Katzenbuckelstellung anheben und bei Streckung der Wirbelsäule absenken können.

Wir üben dies ohne Einatmung, lassen hingegen beim Heben kleinste Luftmengen hereinkommen.

Wir stellen also fest, daß auch vom Rücken her eine anders laufende Bewegung beim Ein- und Ausatmen getätigt werden muß, als dies bisher gewohnheitsmäßig geschieht.

Der Brustatmer zieht den Rücken ein und hebt die Brust beim Einatmen, er senkt die Brust und dehnt den

Rücken beim Ausatmen. Umgekehrt ist es bei der Zwerchfellatmung, d. h., beim Einatmen heben wir die Rippen, erweitern den Rücken und lassen die Luft in die großen Rückenlungen einfließen. Beim Ausatmen ziehen wir den Rücken ein, heben die Brust hoch und lassen das Zwerchfell mit dem daraufsitzenden Herzen in den Brustkorb hochsteigen und sozusagen die Luft herausdrücken.

Wir wiederholen die Übung einige Male und erweitern sie dann, indem wir die freie Hand auf den Brustkorb legen und nun beobachten, ob sich der Brustkorb altgewohnt beim Ausatmen absenkt oder – wie neu gelernt – nach oben wölbt.

Ich möchte noch einmal daran erinnern, daß sich das Becken beim Ausatmen minimal vorkippt, der Bauchraum sich zuerst einzieht, dann die Rippen und zum Schluß der Brustkorb gehoben ist und während der Leerphase oben stehenbleibt. Erst dann lösen wir alle Muskeln, kippen das Becken leicht nach hinten und beginnen die Einatmung mit der tiefsten Rückendehnung ellipsenartig, so daß auf keinen Fall der Vorderbauch sich allein vorwölben kann. Zum Ende der Einatmung, wenn der Brustkorb sich hebt, darf auf keinen Fall der Bauch schon oder überhaupt eingezogen werden. Erst wenn wir nach der Ausatmung alle Muskeln lösen, kommt der Bauch wieder in die gelöste Einatmungssituation hinein.

Dieser Vorgang ist besonders wichtig bei Sprechern und Bläsern, die dadurch energisch von einer Vorderbauchatmung und -stütze abgehalten werden können.

16. Rücken erspüren

Wir nehmen die Bauchlage ein und legen uns einige kleine Kissen unter den Bauch, so daß sich die Wirbelsäule streckt. Diese Lage läßt uns bei tiefer Einatmung durch die Nase (evtl. ein Nasenloch abgedeckt) besonders deutlich eine starke Flankenbewegung und einen Zug in der Rückenmuskulatur spüren. Auf der Höhe der Einatmung lassen wir bei geweitetem unteren Brustkorb (Flanken und Rücken verharren in Inspirationsstellung, somit bleibt auch das Zwerchfell mehr oder weniger herabgezogen) die Luft durch eine kleine Lippenöffnung auf »f« ausfließen.

17. Rücken und Rille und Beckenübungen zum richtigen Gehen

Rücken und Rille

Anhand der Tiefe und Länge der eingezogenen Wirbelsäule, auch als Rille bekannt, kann die individuelle Fehlhaltung erläutert werden.

Eine weit nach oben, bis fast zu den Schulterblättern gehende Rille weist auf die Gewohnheit hin, den Oberkörper im Alltag oft zurückzuneigen, wobei sich die Schulterblätter zu sehr nähern und die großen Rükkenlungen durch diese fixierte Stellung nicht mehr benutzt werden können, ebensowenig die Zwerchfellplatte im Rückenbereich.

Beckenübungen zum richtigen Gehen

Nun wird die richtige und falsche Beckenbewegung während des Gehens geübt, und zwar zunächst im Liegen. Es ist wichtig zu beachten, daß der Antrieb des Gehens aus der Hüfte und nicht aus den Knien erfolgen muß.

Wir liegen auf dem Rücken, die Fingerspitzen unter dem Hohlkreuz. Das rechte, gestreckt am Boden liegende Bein wird in der Hüfte gekürzt und dabei das Becken nach hinten gekippt, so daß die Fingerspitzen angedrückt werden. Beim Nach-unten-Schieben und Verlängern dieses Beines hebt sich der Rücken wieder zum Hohlkreuz. Nun dieselbe Übung mit dem linken Bein, dann wieder mit dem rechten usw. im Wechsel.

Danach wird derselbe Ablauf im Gehen geübt. Das gestreckte Bein, aber mit angebeugtem Knie, Becken nach hinten gekippt, ist Beginn des Gehvorgangs. Das Absetzen dieses Beines als Schritt ergibt wieder im Becken das Hohlkreuz. Das hintere Bein wird aus der Hüfte mit angebeugtem Knie vorgeholt, dabei wird das Becken aus der Hohlkreuzstellung wieder nach hinten gekippt, der Fuß aufgesetzt, danach wieder Hohlkreuzstellung.

Zusammengefaßt wird das Becken beim Gehen nicht mehr seitlich wiegend bewegt mit festgehaltener Lendenwirbelgegend und die Bewegung nicht nur aus den Knien geholt, sondern aus der Hüfte, Becken nach hinten und vorn kippend.

Nach längerem Üben im Alltag wird aus diesem Vor- und Zurückkippen ein vorsichtiges Kreisen.

18. Die »Drei-Ellipsen«-Atmungsübung

Wir reden bei unserer Arbeit von »drei Ellipsen« und gehen dabei vom Beckenoval aus. Durch diese Ausdrucksform versuchen wir, der Vorstellung von etwas Rundem entgegenzuwirken. Allerdings läßt man bei der sogenannten Bauchatmung ja eine Hälfte, nämlich das Rund im Lendenwirbelbereich, unberücksichtigt. Ebenso handelt es sich im mittleren und oberen Körperbereich um ein Oval, also eine Ellipse.

Bei den drei Ellipsen liegt immer die Betonung auf der Ausatmung und bewußten Muskelverengung. Das bedeutet bei der ersten Ellipse, daß Beckenboden, schräge Bauchmuskeln und der untere Teil der Bauchstreckmuskeln zusammengezogen werden, daß beim Lösen dieser Muskeln und Erweitern des Raumes die Luft sozusagen »hereinfällt«. Die zweite Ellipse betrifft die unteren Rippenbögen, die es lernen müssen, sich wie eine Ziehharmonika zu verengen und zu erweitern, wobei die Rippen durch ihre Hebeelemente an der Wirbelsäule von hinten nach vorn bewegt werden. Die dritte Ellipse betrifft den oberen Brustkorb. Schließlich müssen alle drei Ellipsen miteinander arbeiten, um als »Rumpfstütze« dienen zu können.

Zuerst üben wir die *»untere Ellipse«*, erst allein, dann zu zweit (einer kniet hinter dem anderen). Die Bewegung in den unteren Räumen oberhalb der Hüftknochen und oberhalb der Rippenbögen werden durch Anlegen der eigenen Hände bzw. der Hände des Partners fühlbar gemacht. Dabei immer mit Ausatmen auf »FUUU« beginnen. Beim Ausatmen ganz wenig das Becken vorkippen, nach dem Lösen das Becken leicht nach hinten kippen, ohne auf den After abzusitzen, und dann beim Einatmen durch den Mund (Luft hineinfallen lassen wie Wasser in ein Becken) den gesamten unteren Raum erweitern.

Bei diesem Geschehen werden in der Ausatmung auch die Oberschenkel- und Beckenbodenmuskeln als angespannt erfahren. Bei der Einatmung lösen sich die Oberschenkelmuskeln, und der Beckenboden verhält sich antagonistisch zum Zwerchfell.

Danach einzeln und zu zweit die *»zweite Ellipse«* üben, dabei Handballen mit Druck auf die Rippenbögen legen, die Finger nach unten sind im Kontakt mit den sich bewegenden Zwischenrippenmuskeln.

Bei der *»dritten Ellipse«* drückt der Kniende seine Hände dem Sitzenden neben der Wirbelsäule auf den oberen Teil des Rückens, um dem »Schüler« die Möglichkeit zu geben, die Erweiterung seines Rückens zu erfahren. Dabei ist es wichtig, nicht den Bauch einzuziehen, sondern die Erweiterung gleichmäßig oberhalb des Nabels zum Rücken und zu den Seiten hin auszuüben. Die Verengung dieser Räume beim Ausatmen hat ebenfalls gleichmäßig zu geschehen.

Die 3 Ellipsen werden einzeln geübt, aber sie müssen später als organische Einheit in einem elastischen, federnden Spiel zusammenwirken. Danach aufstehen, recken und strecken. Nun dieselbe Studie im Stehen bei richtiger Beinstellung, Beckenstellung, Nackenband- und Kopfhaltung, einzeln und zu zweit.

Bei diesen Übungen im Sitzen und Stehen ist es besonders wichtig, den Dreierrhythmus zu halten und das Einatmen kommen zu lassen.

Wir sprechen bei dieser Atemübung nicht von Bauchatmung, sondern von *Ellipsenatmung*. Wir achten besonders darauf, daß beim Einatmen das Becken gekippt bleibt und sich der untere Rückenbereich gegen die Unterlage anschmiegt. Der Bauch bleibt locker.

Beim Ausatmen lassen wir Beckenboden, vordere Streckmuskeln und seitliche schräge Bauchmuskeln sich wieder zusammenziehen.

Es wird durch den Mund ein- und ausgeatmet. Wichtig ist es, nur so tief zu atmen, daß wir die Atmung in diesem untersten Bereich erleben und daß nicht durch ein tieferes Einatmen bis unter die Rippen oder vielleicht noch höher hinauf alles außer Kontrolle gerät.

19. Die Stütze

Das Ziel der Stütze ist Führung und Regulierung des Ausatmungsluftstromes.

Muskeltraining für eine unverkrampfte Stütze

Für den Künstler geht es darum, eine unverkrampfte Stütze möglichst lange zu halten, also die Luft in allerkleinsten Mengen abzugeben. Die schrägen Bauchmuskeln und die Rückenmuskeln dürfen sich während des Sprechens usw. nur langsam zusammenziehen, die dadurch zusammengepreßten, inneren Organe schieben sich unter das Zwerchfell und dieses wölbt sich unter diesem Druck zu einem Hut, auf dem das Herz sitzt, nach oben in den Brustraum und schiebt die Luft hinaus. Das Lösen der Bauch- und Rückenmuskeln bringt ein Erweitern des Bauchraumes mit sich, wodurch sich das Zwerchfell abflacht und die inneren, mit Blut und Abfallstoffen beladenen Organe nach unten zusammendrückt. Gleichzeitig wird durch den im Brustraum entstandenen Unterdruck die Außenluft angesaugt.

Übungen zum Stützvorgang

Das Zwerchfell selbst kann nicht stützen, also einer Kraftentfaltung abwärts nicht dienen. Es sind die schrägen, an den Rippenbögen angewachsenen Bauchmuskeln, die das Zwerchfell geweitet halten. Diese elastische Spannhaltung, die wir als Offenhalten empfinden, nennen wir Stütze. Falsch ist es also, wenn sich bei der Tonbildung die Taille allein zusammenzieht.

Der *unverkrampfte* Stützvorgang entwickelt sich automatisch aus der Tiefatmung bei durchgestreckter Wirbelsäule. Er ist also von der *gesamten* körperlichen Einstellung, d. h. Haltung, nicht zu trennen, ist kein isoliertes körperliches Geschehen.

Man läßt nach dem Einatmen etwas Luft durch eine ganz kleine Lippenöffnung entweichen. Den Rest des Atems hält man einige Sekunden zurück, um dann wieder einen kleinen Teil durch die Lippen herauszulassen. Dieses wiederholt man so lange, bis die ganze Atmungsluft herausgelassen ist. Die Lippen müssen während der Unterbrechung der Atmung geschlossen sein. Die Luft darf weder gestoßen noch hinausgeschoben werden. Die Einatmung kann mit Schnüffeln, also mit »Duft-Saugen« geübt werden.

Man gewinnt den Eindruck, als ob die ellipsenartig geweitete Becken-Flanken-Rücken-Partie den Atem gleichsam festhalten bzw. nur ganz allmählich ausfließen lassen würde. Das Becken bleibt leicht nach hinten gekippt. Es darf kein An- und Zurückhalten des Atems unter Druck, kein Stemmen und Stauchen, d. h. Drükken gegen einen Widerstand, sein. Hals, Kehle und Mundraum dürfen keinen Druck erfahren.

Danach im Sitzen unter leicht nach hinten gekipptem Becken und hierdurch leicht gespannter Vorderbauchstelle (Hara) in den Lendenwirbelbereich einatmen, d. h. die Luft »hereinfallen« lassen, und beim Ausatmen das Becken ganz wenig vorkippen. Ausatmung auf »F« durch leichtes Einziehen der untersten Bauchwand (Blasengegend).

Diese Übung wird zunächst nur ganz kurz im untersten Beckenschalenbereich durchgeführt.

Nach einer Atempause 2mal »einschnüffeln«, und, bevor nun im S-Strom ausgeatmet wird, Augen schließen. Ausatmen im S-Strom, – S-Sch-u-ß – Pause, d. h. nach der Ausatmung in dem gelösten Zustand mit geschlossenen Augen so lange verharren, wie dieses Gefühl bzw. die Pause als angenehm empfunden wird.

Bei der nun folgenden Partnerübung sitzt einer auf dem Hocker, der Partner kniet dahinter.

Nun erfolgt Arbeit an der Stützfunktion, wobei die Füße (½ m auseinander stehend) mit der Innenkante auf den Boden gepreßt werden und die Knie offenstehen. Die Hände des Knienden legen sich seitlich um das Becken des Sitzenden. Gesäß gut absitzen lassen. Nun einen leichten Druck gegen die umklammernden Hände geben, wobei das Becken wieder leicht nach hinten gekippt wird und die Luft in die unterste Lendenwirbelgegend hineinfällt. Der ganze Körper ist zu vergleichen mit einem Rohr oder einer Flasche, in die wir die Luft hineinfallen lassen. Evtl. den rechten, gestreckten Arm hochhalten und die Einatmungsluft, wie an einem Klingelzug, herrunterziehen, wobei die Luft erst einmal in den unteren Raum fällt (wie Wasser).

Vorarbeit zur Stützfunktion
Wiederholung einer Übung zum Erfahren der Stütze

Wir haben ausgeatmet, warten in einer kleinen Pause den Einatmungsimpuls ab und lassen die Luft durch die Nase einströmen, und zwar erst in den Rücken, dann in den Rippenraum, den Bauch und zuletzt in die Brust (dreidimensional). Nach einer Pause von einigen Sekunden, in der der Atem mit der *Muskulatur, nicht mit den Stimmlippen,* gehalten wird, läßt man einen kleinen Teil der Luft durch eine ganz kleine Lippenöffnung entweichen. Den Rest des Atems hält man wieder einige Sekunden, um dann wieder einen kleinen Teil durch die Lippen herauszulassen, und dies wiederholt man so lange, bis der ganze Atemzug heraus ist. Die Lippen müssen während der Unterbrechungen der Ausatmung geschlossen und beim Entweichen der Luft ganz locker sein.

Wir führen die angegebenen Übungen nicht bis ins letzte aus, da sie auf den einzelnen abgestimmt werden müssen. Dies läßt sich am besten von Mensch zu Mensch vermitteln.

20. Wirbelsäulengymnastik

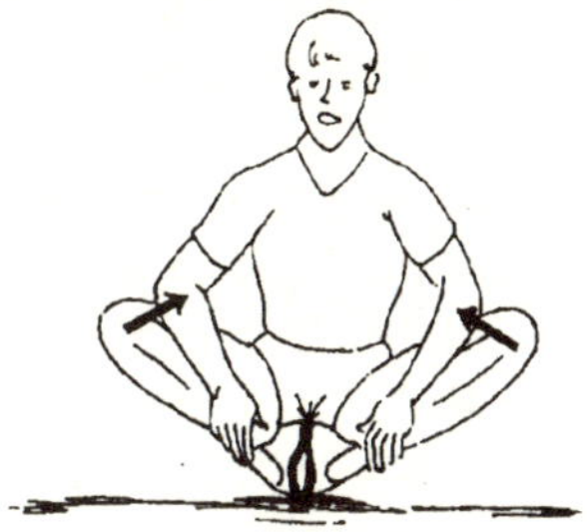

Kräftigung und Dehnung der Hüftinnenseite

Erst Knie gegen die Unterarme drücken (Kräftigung). Anschließend mit den Unterarmen die Knie nach außen drücken (Dehnung). Entspannen. Neubeginn.

Dosierungsvorschlag

Ungeübte	je 5x 5 Sek. kräftig nach innen und außen drücken
Geübte	je 5x 5 Sek. kräftig nach innen und außen drücken
Persönliche Dosierung	

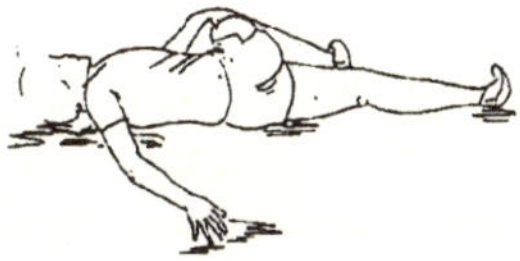

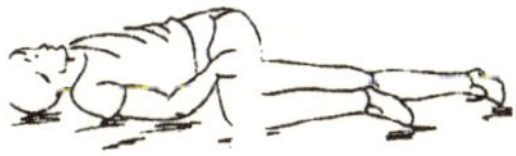

Streckung (Extension) des Sakralgelenks

Beide Schultern auf dem Boden lassen. Rechtes Knie nach links auf den Boden ziehen. Später umgekehrt üben. (Jeweils im Ausatmen)

Dosierungsvorschlag

Ungeübte	2 x 10 Sek. links und rechts
Geübte	2 x 20 Sek. links und rechts
Persönliche Dosierung	

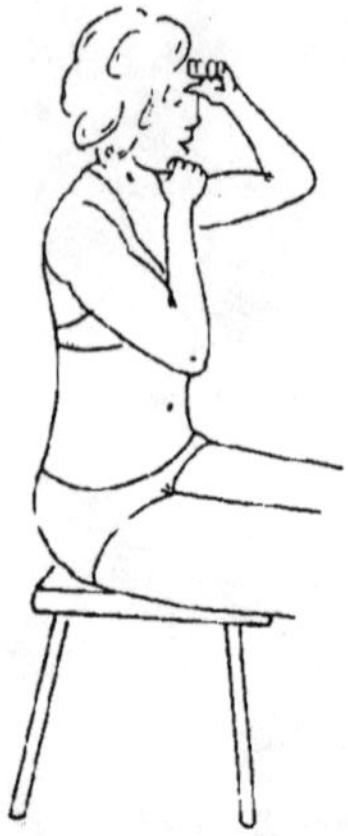

Kräftigung der vorderen Halsmuskeln

Kopf fest gegen *beide Hände* drücken. Entspannen. Neubeginn.

Dosierungsvorschlag

Ungeübte	5 x 4 Sekunden
Geübte	5 x 8 Sekunden
Persönliche Dosierung	

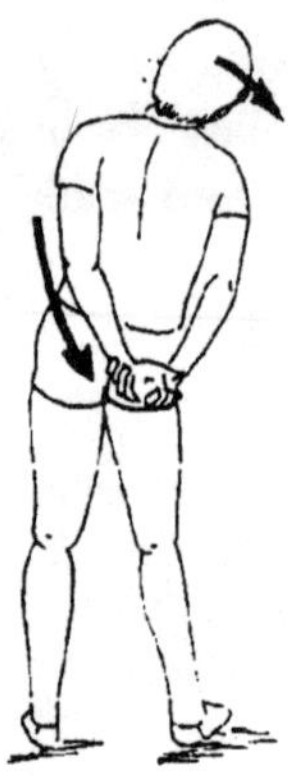

Dehnung der seitlichen Halsmuskeln

Linken Arm nach unten ziehen. Kopf nach rechts neigen. Wechsel. (Jeweils im Ausatmen)

Dosierungsvorschlag

Ungeübte	2 x 10 Sek. zu jeder Seite
Geübte	2 x 10 Sek. zu jeder Seite
Persönliche Dosierung	

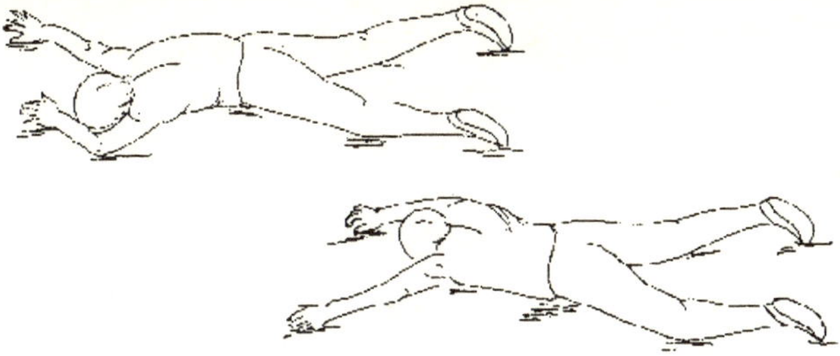

Streckung (Extension) der Wirbelsäule
Räkeln.
Später auch in Rückenlage räkeln!

Dosierungsvorschlag

Ungeübte	20 Sekunden
Geübte	20 Sekunden
Persönliche Dosierung	

Dehnung der seitlichen Rumpfmuskeln
Im Grätschsitz so weit wie möglich herumgreifen. Halten. (Im Ausatmen)
Das Gesäß bleibt auf dem Boden!
Nicht bei akuten Rückenbeschwerden ausführen!

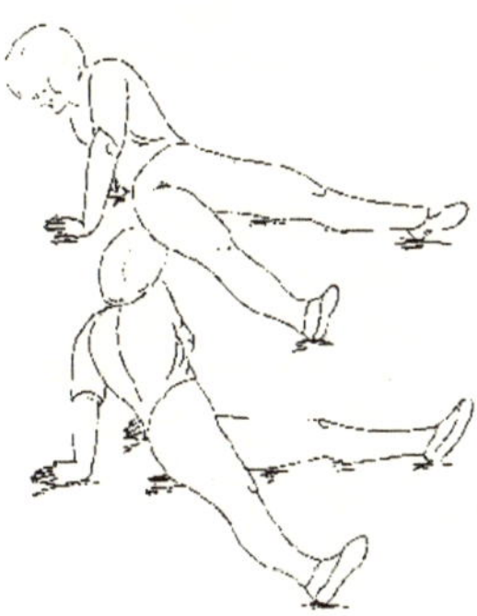

Dosierungsvorschlag

Ungeübte	2 x 5 Sek. nach links und rechts
Geübte	2 x 10 Sek. nach links und rechts
Persönliche Dosierung	

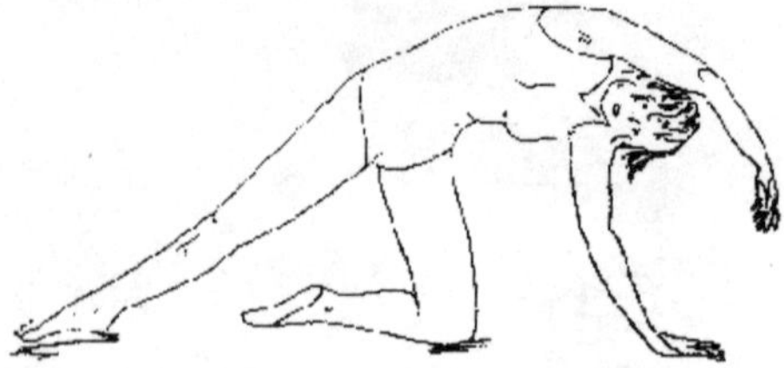

Dehnung der seitlichen Rumpfmuskeln
Rumpf im Kniestand weit zur Seite beugen. Nicht nach vorn oder hinten ausweichen!

Dosierungsvorschlag

Ungeübte	je 1 x 10 Sekunden nach links und rechts
Geübte	je 2 x 10 Sekunden nach links und rechts
Persönliche Dosierung	

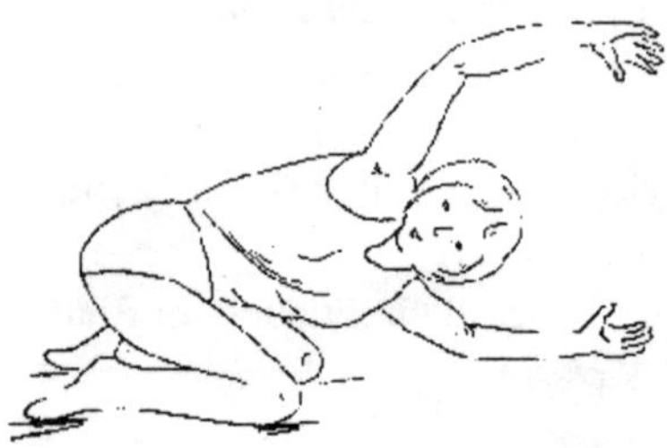

Ganzkörperkräftigung
Rumpf im Wechsel nach links und rechts drehen. (Im Ausatmen)
Nicht bei akuten Rükkenbeschwerden ausführen!

Dosierungsvorschlag

Ungeübte	3 x 5 Sekunden
Geübte	3 x 10 Sekunden
Persönliche Dosierung	

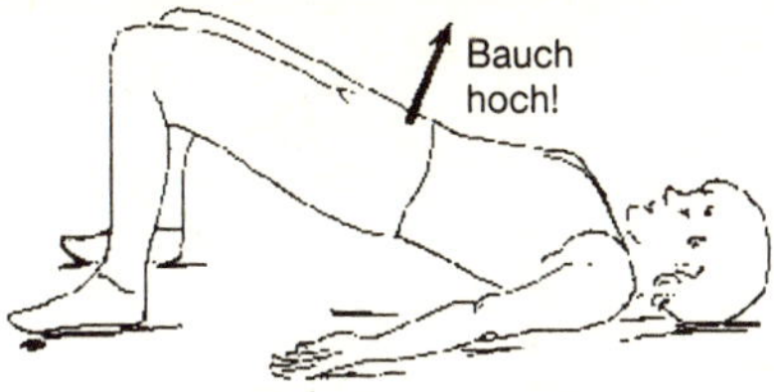

Ganzkörperkräftigung
Nackenbrücke.
Oberschenkel, Becken und Brust bilden eine Linie. Beim Heben ausatmen.
Mehrere Sekunden halten, dann entspannen.

Dosierungsvorschlag

Ungeübte	5 x 5 Sekunden
Geübte	5 x 10 Sekunden
Persönliche Dosierung	

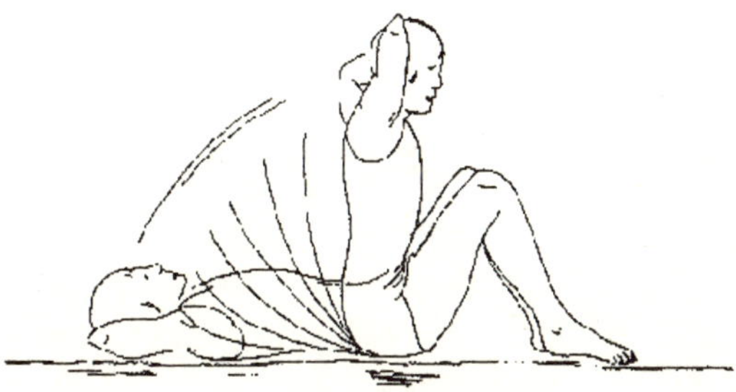

Kräftigung der geraden Bauchmuskeln und der Hüftvorderseite (Hüftbeuger)
Rumpf mit rundem Rücken Wirbel für Wirbel auf- und abrollen. Beim Aufrollen ausatmen.

Dosierungsvorschlag

Ungeübte	3 x 5 Wiederholungen (Arme auf der Brust)
Geübte	5 x 10 Wiederholungen (Arme wie auf der Abbildung)
Persönliche Dosierung	

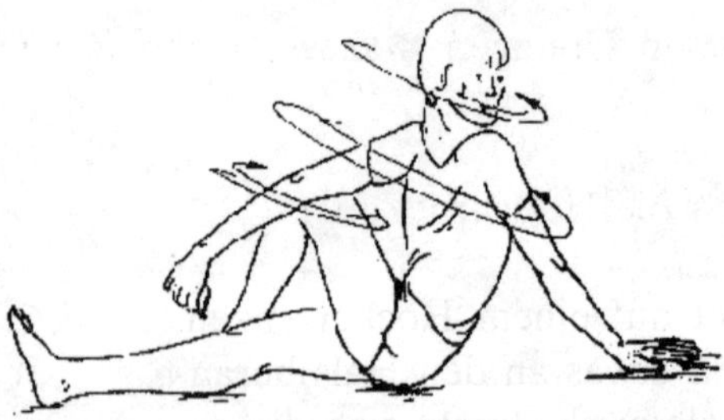

Streckung (Extension) des Sakralgelenks
Linkes Bein gebeugt über das gestreckte rechte Bein stellen.
Mit rechtem Arm gegen das linke Knie drücken.
Dabei ausatmen.
Kopf nach links drehen.
Später Seitenwechsel.

Dosierungsvorschlag

Ungeübte	4 x 5 Sekunden links und rechts
Geübte	2 x 10 Sekunden links und rechts
Persönliche Dosierung	

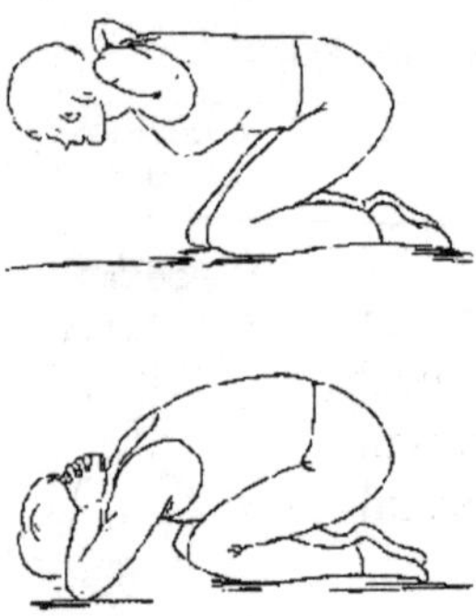

Ganzkörperkräftigung
Im Kniestand Oberkörper waagerecht halten.
Dann Kopf auf den Boden absenken, entspannen.
Ellenbogenhaltung beachten!
Dosierungsvorschlag

Ungeübte	3 x 5 Sekunden
Geübte	3 x 10 Sekunden
Persönliche Dosierung	

Alle folgenden Übungen sind ruhig und gleichmäßig auszuführen.

Übungen für die Halswirbelsäule

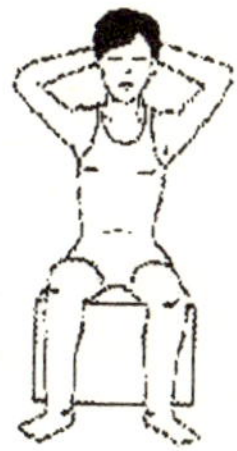

1. Aufrecht auf einem Hocker sitzen, das Kinn etwas an den Hals heranziehen, dadurch streckt sich die gesamte Wirbelsäule. Die Hände übereinander an den Hinterkopf legen, gegen diesen Druck der Hände den Kopf nach hinten spannen. 10 Sekunden halten, lockern, 5mal wiederholen.

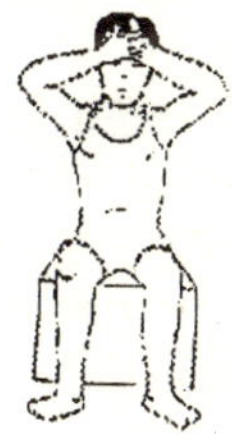

2. Beide Hände übereinander an die Stirn legen, Stirn gegen die Hände drücken, 10 Sekunden halten, lockern, 5mal wiederholen.

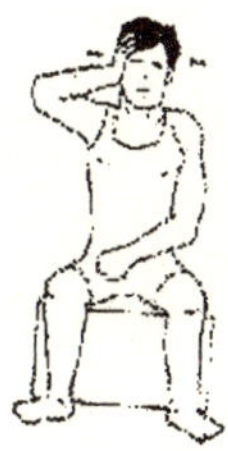

3. Die rechte Hand seitlich gegen den Kopf drücken, Kopf dagegenspannen, 10 Sekunden halten, 5mal wiederholen.

4. Dasselbe auf der linken Seite.

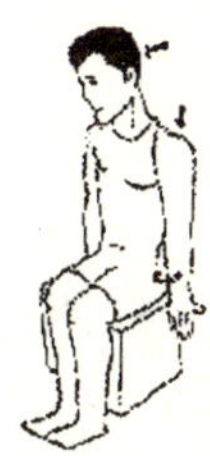

5. Beide Arme sind neben dem Körper nach außen gedreht (Daumen zeigen nach hinten), den Kopf nach vorne beugen, das Kinn langsam nach rechts und links über die Schulter ziehen. 5mal wiederholen.

6. Die rechte Hand über dem Kopf ans linke Ohr legen, den Kopf zur rechten Schulter ziehen, die linke Hand zieht seitlich am Körper unten. 10 Sekunden halten.

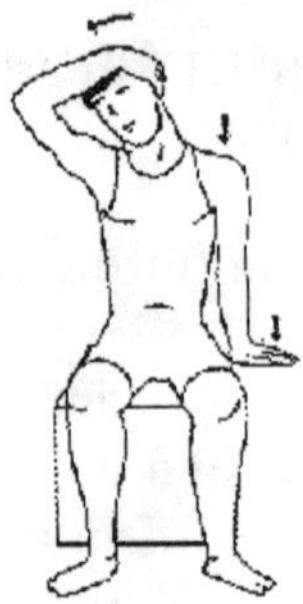

7. Seitenwechsel. Beide Übungen im Wechsel 5mal wiederholen.

8. Das Kinn etwas an den Hals herannehmen, den Kopf langsam nach rechts und links drehen, über die Schulter schauen, darauf achten, daß das Kinn während der Drehung auf einer Ebene bleibt.

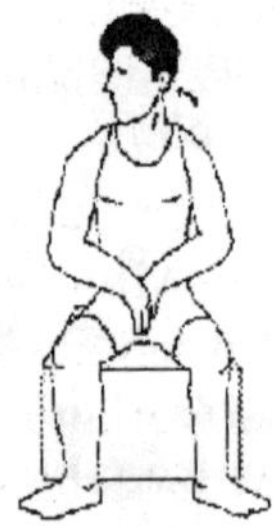

Übungen für den Schultergürtel

Die richtige Sitzhaltung einnehmen. Oberkörper aufrichten, die Schultern locker fallen lassen und leicht zurücknehmen, den Scheitelpunkt zur Decke strecken.

1. Auf dem Hocker sitzen. Mit beiden Armen einen großen Kreis von vorne nach hinten beschreiben. 5mal wiederholen.

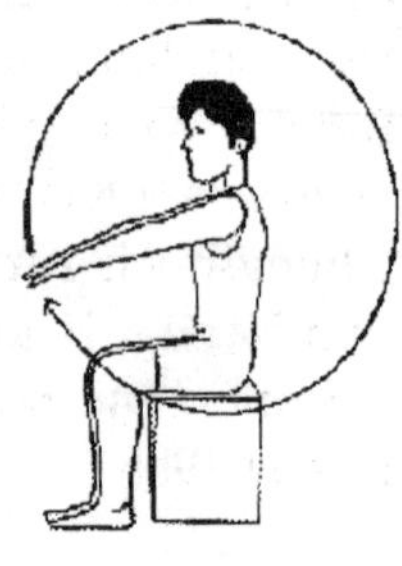

Literaturverzeichnis

Dr. Stephen Chang: Das Handbuch ganzheitlicher Selbstheilung. Handgriffe des medizinischen Tao-Systems. Ariston Verlag, Genf 1992

Karlfried Graf Dürckheim: Meditieren – wozu und wie. Die Wende zum Initiatischen. Herder Verlag, Freiburg 1993

ders.: Übung des Leibes auf dem inneren Weg. Lurz Verlag, München 1981

Dr. Heinrich Egenolf: Die menschliche Stimme. Paracelsus Verlag o. J.

ders.: Wunder des Atmens. Hippokrates Verlag, Stuttgart o. J.

Frederick Husler/Yvonne Rodd-Marling: Singen. Die physische Natur des Stimmorgans. Anleitung zum Aufschließen der Singstimme. B. Schott's Söhne, Mainz 1978

Dr. Otto Isbert: Der volle Joga (Purna Joga). Ein Entwicklungsweg zum vollständigen Menschen für Selbststudium und Unterricht. Freiburg i. Br. – Basel – Wien 1976

Romeo Alavi Kia: Stimme – Spiegel meines Selbst. Ein Übungsbuch zur ganzheitlichen Stimmbildung. Aurum Verlag, Braunschweig 1991

Leo Kofler: Die Kunst des Atmens. Bärenreiter Verlag, Kassel 1986

Dieter Kruber: Wirbelsäulengymnastik und Fußgymnastik. Pohl Verlag, Celle 1989
Ilse Middendorf: Der erfahrbare Atem. Eine Atemlehre. Junfermann Verlag, Paderborn 1985
Dr. Julius Parow: Funktionelle Atmungstherapie. Haug, K. F., Verlag, Heidelberg 1988
ders.: Die Heilung der Atmung. Hippokrates Verlag, Stuttgart 1981
ders.: Stimmschulung (vergriffen)
Wilhelm Reich: Charakteranalyse. Kiepenheuer und Witsch, Köln 1989
Dr. Johannes Schmitt: Atemheilkunst. Humata Verlag, Bern 1987
Hans Joachim Stein: Die Kunst des Bogenschießens. Rowohlt Taschenbuch Verlag, Reinbek 1990
Klara Wolf: Integrale Atemschulung. Humata Verlag, Bern und Bad Homburg 1983

Wenn Sie Fragen zum Buch haben, wenden Sie sich bitte an:

Margot Scheufele-Osenberg
Institut für Atemtherapie, Atemunterricht und Sprechtechnik
Bruchstr. 13–15
40235 Düsseldorf